肿瘤患者合并病毒感染的全程管理

ZHONGLIU HUANZHE
HEBING BINGDU GANRAN DE
QUANCHENGGUANLI

四川省肿瘤医院　编著

U0322962

四川科学技术出版社

图书在版编目（CIP）数据

肿瘤患者合并病毒感染的全程管理 / 四川省肿瘤医院编著. -- 成都：四川科学技术出版社，2023.7
（肿瘤合并病毒感染问答丛书）
ISBN 978-7-5727-1008-7

Ⅰ.①肿… Ⅱ.①四… Ⅲ.①肿瘤—病人—病毒病—感染—诊疗 Ⅳ.①R73②R511

中国国家版本馆CIP数据核字(2023)第111188号

肿瘤合并病毒感染问答丛书

肿瘤患者合并病毒感染的全程管理

四川省肿瘤医院 / 编著

出 品 人	程佳月
策划编辑	肖 伊
责任编辑	李 栎
助理编辑	王天芳
责任校对	王双叶
制 作	成都华桐美术设计有限公司
责任出版	欧晓春
出版发行	四川科学技术出版社
地 址	四川省成都市锦江区三色路238号新华之星A座
	传真：028-86361756 邮政编码：610023
成品尺寸	130mm×184mm
印 张	4.25 字 数 92千
印 刷	四川机投印务有限公司
版 次	2023年7月第1版
印 次	2023年7月第1次印刷
定 价	28.00元

ISBN 978-7-5727-1008-7

《肿瘤患者合并病毒感染的全程管理》
编委会

主　编

路　顺　熊竹娟

副主编

李　涛　邓远乐

编　委

洪煌明	袁洪范	姚文秀	李　娟	周　进	柳　斌	周　行	
吴　萍	金永东	韩泳涛	何文武	吴　毅	于　森	王　浩	
马霖杰	王海清	胡　海	王登凤	马卫朝	吕家华	王　春	
贾洪源	李厨荣	白寒松	匡　浩	郑秀梅	苏　越	向文强	
左　明	赵　玲	黄雪梅	曾　瑜	古祥福	邹　江	张宏伟	
陈一丁	舒进军	张爱民	赵　娟	杨忠明	刘　芳	陈　红	
傅　饶	王关芬	刘　洋	杨　红	段芳蕾	左　卓	侯　俊	
贾世军	郭　鹏	张　芳	周也涵	皮旭芳	邹海民	彭　棋	
凌　晗	王东生	卢　漫	戴九龙	戴　全	胡紫玥	何发伟	
青浩渺	刘杰克	周　鹏					

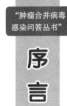

序言

从2019年底至今，我国整体对新型冠状病毒①感染的控制卓有成效，但因病毒仍在不断变异，故其相关危害仍然存在。在病毒感染人群中，由于肿瘤患者本身免疫功能低下，加之接受放化疗、手术等抗肿瘤治疗引起的免疫抑制，导致肿瘤患者更易感染病毒，并且肿瘤患者一旦感染病毒，可能会使肿瘤病情变得复杂化，故肿瘤专科医院面对病毒传播带来的挑战，仍需做好相关防控工作，不可松懈。

为此，自2023年1月初，由我院临床科室、护理部、医院感染管理科、药学部、营养科等近150名专家组成了"肿瘤合并病毒感染问答丛书"编写组和各分册编写小组。首先，本丛书编写组成员先后多次讨论制订了本丛书的编写框架，确定了各成员所要撰写的分册内容及编写格式要求；其次，各分册编写小组按照框架完成了各分册初稿；再其次，各分册编写小组多次讨论、修改完善并交叉审核；最后，由本丛书编写组反复核对、校稿，完成本丛书相关图片的绘制，最终于2023年2月定稿并交付出版社。

本丛书包括5个分册：《病毒感染时期肿瘤专科医院的应急管理》《肿瘤患者合并病毒感染的医疗救治》《肿瘤患者合并病毒感染的护理》《肿瘤患者合并病毒感染的药事管理及临床用药》《肿

---

① 下文如无特殊说明，"病毒"均指新型冠状病毒。

瘤患者合并病毒感染的全程管理》，系统阐述了从病毒感染防控期间肿瘤专科医院的应急管理到肿瘤患者合并病毒感染的医疗救治、护理、药事管理及临床用药、全程管理等内容。

本丛书具有以下特点：

1.科学性。本丛书主要依据国际、国内发布的病毒感染诊疗指南、共识、方案等，确保其科学性、严谨性。

2.实用性。本丛书主要针对医院在防控病毒感染中所遇到的问题，是很多医院普遍存在的共性问题。本丛书将这些问题的解决方案进行充分总结并结合相关资料进行了提炼，因而具有较强的实用性。

3.可读性。本丛书采用问答的形式，简洁明了地回答读者所关心的问题，并结合图片、表格、案例等，形象生动地进行阐述，具有较好的可读性。

本丛书可供肿瘤专科医院医务人员和管理人员阅读，也可供其他专科、综合医院医务人员和管理人员参考。希望本丛书的出版，能够为肿瘤合并病毒感染患者的管理提供参考和建议。由于编者水平有限，丛书中难免有疏漏之处，敬请各位读者批评指正。

最后，在本丛书付梓出版之际，特对参与本丛书编写和对本丛书编写提出宝贵建议的各位专家、同行表示衷心的感谢！

编　者

2023年5月

目录

肿瘤内科治疗篇

放射治疗篇

外 科 治 疗 篇

营 养 治 疗 篇

麻 醉 管 理 篇

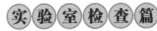

实验室检查篇

病理学检查篇

放射影像学检查篇

超声诊疗篇

中医治疗篇

肿瘤内科
治疗篇

👨‍⚕️ **问题1**：病毒检测呈阳性的肿瘤患者，推迟抗肿瘤治疗时长的决定因素有哪些？

对于病毒检测呈阳性的肿瘤患者，美国国家综合癌症网络（National Comprehensive Cancer Network，NCCN）制定的《NCCN肿瘤学临床实践指南》（以下简称《NCCN指南》）及《新型冠状病毒肺炎疫情期间实体肿瘤患者防护和诊治管理相关问题中国专家共识（2022版）》（以下简称《中国肿瘤专家共识》）均建议暂停当前的抗肿瘤治疗，但推迟抗肿瘤治疗的时长存在差异。这主要取决于以下几个因素：

（1）患者感染病毒的严重程度，即无症状、轻型、中型、重型及危重型。主要根据肿瘤患者在病毒感染后所表现出的症状、体征及影像学检查来判断。

（2）恶性肿瘤的类型和状态，以及患者原有的基础疾病或并发症。其中对于无症状、轻型、中型病毒感染的肿瘤患者，如果同时存在可能使病情加重的危险因素（详见本篇问题2）时，应综合考虑不同的推迟时长。

（3）抗肿瘤治疗的方式和强度，以及不同治疗方案可能出现的不良反应。对于正在接受不同抗肿瘤治疗方式的患者，包括化学治疗（简称化疗）、嵌合抗原受体T细胞治疗（chimeric antigen receptor T cell therapy，中文简称CAR-T细胞治疗）、干细胞移植治疗、免疫检查点抑制剂治疗、靶向治疗、放射治疗（简称放疗）和内分泌治疗等，推迟抗肿瘤治疗时长存在明显差异。

（4）推迟治疗导致肿瘤复发和进展的风险。根据肿瘤的不同类型和恶性程度，结合肿瘤患者的个体病情，需要多学科专家综合评估推迟治疗导致的肿瘤进展和复发的风险，由此来判断推迟治疗的时长。

（5）如出现肿瘤无法控制而迫切需要进行抗肿瘤治疗的情况，需由肿瘤内科、急诊科/重症医学科（intensive care unit, ICU）和呼吸科等多学科专家对患者的情况进行综合判断和评估后，再施行治疗。

问题2：对于无症状、轻型、中型病毒感染的患者，可能使病毒性肺炎病情加重的危险因素有哪些？

主要包括：持续性中性粒细胞减少、T细胞缺乏（淋巴细胞减少）或功能障碍、血液系统恶性肿瘤、肿瘤累及肺部。其他常见的高危因素还包括：高龄、肥胖、有慢性基础疾病、抑郁等情绪障碍、吸烟、免疫功能低下、长期使用免疫抑制剂和痴呆等。因此，对于存在以上危险因素的肿瘤患者，在感染病毒之后，需密切关注其病情变化。一旦出现病情加重的情况，患者应尽快就医。

问题3：病毒检测阳性的无症状患者，推迟抗肿瘤治疗的时长如何确定？

对于持续无症状病毒感染的患者推迟抗肿瘤治疗的时长，《NCCN指南》给出的建议如下：

（1）对于计划接受免疫治疗、长效生物治疗、放疗、免疫检查点抑制剂治疗、靶向治疗、激素治疗（内分泌治疗）的患者，建议从首次病毒检测阳性的日期算起暂停10天，之后开始或恢复抗肿瘤治疗。

（2）对于计划接受细胞毒性治疗（例如化疗）的肿瘤患者，建议从首次病毒检测阳性的日期算起暂停至少10天，之后开始或恢复抗肿瘤治疗。

（3）对于计划接受造血干细胞移植或CAR-T细胞治疗的肿瘤患者，建议从首次病毒检测阳性的日期算起暂停至少14天，之后开始或恢复抗肿瘤治疗。

（4）如果出现肿瘤无法控制而迫切需要抗肿瘤治疗的情况，需由肿瘤内科、急诊科/ICU和呼吸科等多学科专家对患者的情况进行综合判断和评估后，再施行治疗。

问题4： 轻型、中型病毒感染的患者，推迟抗肿瘤治疗的时长如何确定？

对于轻型、中型病毒感染的患者推迟抗肿瘤治疗的时长，《NCCN指南》给出的建议如下：

（1）对于计划接受免疫治疗、长效生物治疗、放疗、免疫检查点抑制剂治疗、靶向治疗、激素治疗（内分泌治疗）的患者，建议从首次病毒检测阳性的日期算起暂停至少10天，直到症状明显好转，并且在不使用退热药物的情况下体温正常至少24小时，之后开始或恢复抗肿瘤治疗。

（2）对于计划接受细胞毒性治疗（一般指化疗）的肿瘤患者，建议从首次病毒检测阳性的日期起暂停至少14天，直到症状明显好转，并且在不使用退热药物的情况下体温正常至少24小时，之后开始或恢复抗肿瘤治疗。

（3）对于计划接受造血干细胞移植或CAR-T细胞治疗的肿瘤患者，建议从首次病毒检测阳性的日期算起暂停至少14

天，直到症状明显好转，并且在不使用退热药物的情况下体温正常至少24小时，之后开始或恢复抗肿瘤治疗。

（4）如果出现肿瘤无法控制而迫切需要抗肿瘤治疗的情况，需由肿瘤内科、急诊科/ICU和呼吸科等多学科专家对患者的情况进行综合判断和评估后，再施行治疗。

问题5：重型、危重型病毒感染的患者，推迟抗肿瘤治疗的时长如何确定？

对于重型、危重型病毒感染的患者，推迟抗肿瘤治疗的时长，《NCCN指南》给出的建议如下：无论接受何种抗肿瘤治疗方式，均建议从首次病毒检测阳性日期算起暂停至少20天，直到症状明显好转，并且在不使用退热药物的情况下体温正常至少24小时，之后开始或恢复抗肿瘤治疗。如果出现肿瘤无法控制而迫切需要抗肿瘤治疗的情况，则需肿瘤内科、急诊科/ICU和呼吸科等多学科专家进行判断和评估后再施行治疗。

问题6：在病毒大流行时期，未感染病毒患者的化疗是否应该进行调整？

在病毒大流行时期，未感染病毒的患者是否继续化疗需要考虑适应证、既往化疗的疗效、继续化疗的利弊、支持化疗的医疗资源及患者和家属的意愿。美国临床肿瘤协会针对未感染病毒患者的化疗提出如下建议：

（1）对于正在接受维持化疗的深度缓解期患者，可以选择停止化疗。

（2）某些患者可以将化疗方案从静脉注射改为口服治

疗，以减少就诊的频率，但需确保患者正确服药。

（3）辅助化疗的绝对获益可能很小，且可采用非免疫抑制治疗的患者（例如雌激素受体阳性早期乳腺癌患者），感染病毒的风险可以作为权衡患者是否化疗的额外因素。

（4）在某些特殊情况下，建议医院肿瘤医生团队协调沟通以确保正确给药，可以采取家庭输注化疗药物。

问题7：患者在化疗过程中病毒检测结果呈阳性应如何处理？

接受肿瘤化疗的患者，病毒感染后容易进展为重型、危重型。一旦患者在接受化疗的过程中感染病毒，对于大多数患者，无论是否有病毒感染相关症状，都应该立刻停止化疗，同时应密切监测是否有以下情况：①低氧血症或呼吸窘迫进行性加重；②组织氧合指标（如指氧饱和度、氧合指数）恶化或乳酸进行性升高；③外周血淋巴细胞计数进行性降低或炎症因子 [如白细胞介素6（interleukin-6，IL-6）、C反应蛋白（C reactive protein，CRP）、铁蛋白等] 进行性升高；④D-二聚体等凝血功能相关指标明显升高；⑤胸部影像学显示肺部病变明显进展。若出现以上任意一种情况，应立即采取措施进行积极干预，警惕患者病情恶化。

问题8：肿瘤患者在病毒感染康复后，如何预防抗肿瘤治疗的不良反应？

肿瘤患者在病毒感染康复后，可能会出现一般情况差、疾病进展和脏器功能异常等情况，加上病毒感染本身导致的一些并发症，均可能导致患者抗肿瘤治疗的被迫终止。因此，预防抗肿瘤治疗的不良反应尤为重要。

《中国肿瘤专家共识》建议，病毒感染康复后的肿瘤患者，为减少抗肿瘤治疗的相关不良反应，应增加以下预防性处理措施：①中性粒细胞减少或发热性粒细胞缺乏，可应用长效粒细胞集落刺激因子作为一级预防，并可用于发生发热性粒细胞缺乏中风险（10%~20%）的治疗方案；②预防血栓性事件或血小板减少症；③加强化疗期间恶心、呕吐的预防及控制。

此外，结合患者具体情况，必要时调整治疗方案。调整治疗方案时应注意：①抗肿瘤药物的相关不良反应，如靶向治疗、使用免疫检查点抑制剂等可能导致间质性肺炎或肺纤维化，使用酪氨酸酶抑制剂等可能干扰机体固有或适应性免疫反应；②当患者有明确的免疫检查点抑制剂适应证，且有明确的临床获益的情况下，不应长时间推迟或终止免疫治疗；③当患者存在残留呼吸系统症状及影像学表现时，需在检测肺功能后进行风险获益评估。

问题9：肿瘤患者接受抗肿瘤治疗后，如何做好日常防护？

肿瘤患者由于受到自身肿瘤和抗肿瘤治疗等多因素的影响，普遍免疫力低下，是病毒易感人群，也是重型、危重型病毒感染高危人群。因此，为了避免反复感染病毒，做好日常防护十分关键，建议肿瘤患者日常做好以下防护措施：

（1）坚持佩戴口罩可以有效减少感染风险，包括：医用外科口罩、医用防护口罩等。

（2）尽量避免去人群聚集的地方，保持1 m的社交距离。病毒可通过近距离飞沫传播，当人说话、咳嗽或者打喷嚏时，病毒会随飞沫排出到空气中，建议在公共场合至少要保持1 m的社交距离。

（3）注意手卫生，建议学习"7步洗手法"，科学、合理地清洗双手。

（4）科学搭配饮食，并根据个体情况适当锻炼。

（5）需定期复查的患者可提前联系医院及主诊医生，咨询医院就诊政策、复查及治疗的时间后，再准备出行，避免反复就诊，减少感染风险。

放射治疗篇

问题10：肿瘤放疗患者是否比普通人更容易发生病毒感染？

由于肿瘤生长和抗肿瘤治疗都会不同程度导致免疫抑制，使肿瘤患者成为一个高度脆弱的群体，所以在理论上肿瘤患者比普通人更容易发生病毒感染。一项多中心研究发现，在接受各种抗肿瘤治疗的患者群体中，接受手术的患者发生病毒感染及相关严重不良事件的风险更高，而接受单纯放疗的患者与未罹患肿瘤的患者相比，两者病毒感染率及严重不良事件的发生率并没有显著差异。

问题11：放疗是否具有治疗病毒性肺炎的作用？

低剂量全肺照射可能改善与病毒感染相关的急性呼吸窘迫综合征（acute respiratory distress syndrome，ARDS）。一项Ⅱ期临床研究结果显示，接受单次低剂量全肺照射能缩短病毒感染相关肺炎患者的恢复时间和住院天数。另一项单臂Ⅱ期临床研究结果同样显示，单次低剂量全肺照射能够使病毒感染患者临床获益，包括降低急性期反应物，如CRP、D-二聚体等。此外，有研究者通过急性肺炎小鼠模型发现，低剂量全肺照射能够减少肺间质巨噬细胞、中性粒细胞、树突状细胞等炎性细胞的聚集，从而改善急性炎性肺损伤，这为低剂量放疗治疗病毒感染相关的ARDS提供了理论基础，但目前仍缺乏大样本临床数据。

问题12：减少放疗患者和医务人员病毒感染风险的措施有哪些？

首先，做好全面消毒工作，尤其是放疗中心候诊座椅、门把手、护士台、治疗床等相关人员接触较为频繁的设备及物品表面，可以设为高危区，进行较高频率消毒。医务人员的卫生间、更衣室、休息室等可设定为清洁区。机房、候诊室、诊室、物理计划室等可设定为潜在污染区。和患者直接接触的一线诊疗医生、放疗技师应做好个人防护。所有进入放疗科的人员须全程佩戴医用口罩，进行手部消毒。候诊区域设置1 m线，要求候诊人员保持1 m以上的间距。实行预约制，控制候诊人员的数量，除高龄、行动不便患者可有1名家属陪同外，其余患者不建议家属陪同。诊疗过程中避免两位患者同时处于同一诊室或治疗室内。查体、定位和治疗时，使用一次性无纺布床单或经过消毒的布单，避免交叉感染。严格控制住院患者的活动范围，住院期间由固定家属陪同，中途一般不得更换。加强对高血压、糖尿病等基础病的控制，增强患者抵抗力，从而降低感染风险。

问题13：放疗副反应所致症状和病毒感染相关症状如何鉴别？

病毒感染可能出现的症状主要包括咽干、咽痛、咳嗽、发热、肌肉酸痛等，其中发热多为中低热，部分病例亦可表现为高热，热程多不超过3天；部分患者可伴有肌肉酸痛、嗅觉和味觉减退或丧失、鼻塞、流涕、腹泻、结膜炎等。少数患者病情继续发展，发热持续，并出现肺炎相关表现。重症患者多在发病5天后出现呼吸困难和（或）低氧血症。严重者可快速进展为ARDS、脓毒症休克、难以纠正的代谢性酸中毒和凝血功能障碍及多器官功能衰竭等。极少数患者还可有中枢神经系统受累等表现。放疗副反应所致症状和病毒感染相关症状具有一定的相似性，如头颈部放疗患者可能出现咽干、咽痛、嗅觉和味觉减退症状；胸部放疗患者如发生放射性肺炎，可能出现咳嗽、呼吸困难等表现；腹、盆腔放疗患者可能出现腹痛、腹泻等症状。病毒感染所致上述症状，患者病毒抗原或核酸检测呈阳性，而放疗所致者，患者有明确放疗史，症状出现的时间和放疗的部位、次数、总剂量等具有明确的相关性，借此可鉴别两者。

问题14：如根治性放疗患者发生病毒感染，是否需要推迟或暂停放疗？推迟或暂停的时长如何确定？

对于根治性放疗患者，如感染病毒，需要根据病毒感染的严重程度（即轻型、中型、重型、危重型）、肿瘤的类型和体力活动状态评分，权衡推迟放疗和继续放疗的风险获益比，进行综合判断。对于轻型、中型病毒感染的患者，建议推迟或暂停时长为首次阳性结果检测日起10天，之后开始或重启放疗。但对有肿瘤根治机会的患者，如长时间暂停放疗会对疗效造成严重影响，因此建议由多学科专家会诊（multi-disciplinary treatment，MDT）进行全面评估，在权衡利弊的情况下实施放疗。对于重型、危重型病毒感染的患者，考虑治疗病毒感染的急迫和重要性，避免放疗并发症对身体的影响，《NCCN指南》建议推迟或暂停放疗时长为从首次病毒检测阳性日起至少20天，直到症状明显好转，并且在不使用退热药物的情况下无发热至少24小时。如在暂停治疗期间，出现肿瘤迅速进展，并可能引起危及患者生命的紧急情况（如大出血、气管压迫等），建议由MDT进行全面评估，权衡利弊，确定是否实施放疗。

问题15：如新辅助放疗或辅助放疗患者发生病毒感染，是否需要推迟或暂停放疗？推迟或暂停的时长如何确定？

对于以根治性治疗为目的，目前正在进行新辅助放疗的患者，如发生病毒感染，按照《中国肿瘤专家共识》《NCCN指南》等，结合MDT意见判断是否需要推迟或暂停放疗。如预计短期内肿瘤不会危及患者生命或病情出现明显进展，且患者为轻型、中型病毒感染，推荐延迟或暂停放疗的时间为首次病毒核酸检测阳性后10天，在患者症状明显减轻或消失后，可考虑继续行放疗。对于重型、危重型病毒感染的患者，建议暂停放疗，先积极进行抗感染治疗。暂停放疗的时长从首次阳性结果检测日起至少20天，直到症状明显好转，且在不使用退热药物的情况下24小时内未再出现发热或者在抗感染治疗结束后连续2次（间隔时间大于24小时）病毒核酸检测结果阴性后，开始或恢复原计划的放疗。同时，还需要根据放疗中断时间考虑补充一定放疗剂量或者改变分割方式等，达到新辅助治疗要求的放疗剂量。对于术后辅助放疗的患者，同新辅助放疗类似，在综合考虑肿瘤情况、病毒感染状态、是否伴有基础疾病、预计需要的暂停或推迟放疗时长、患者具体照射部位，以及放疗是否影响肺、心脏、消化道等重要器官等因素，同时在综合感染科、放疗科专家的意见后，参考前述新辅助放疗的推荐方案推迟或暂停放疗。

问题16：如姑息性放疗患者发生病毒感染，是否需要推迟或暂停放疗？推迟或暂停的时长如何确定？

对于姑息性放疗患者，治疗目的为缓解患者疼痛、进食梗阻、气紧、局部压迫等症状。如合并病毒感染，根据《NCCN指南》，应综合考虑患者状态、肿瘤情况、病毒感染状态、疾病程度、是否伴有基础疾病、放疗部位等因素后决定是否推迟或暂停放疗及推迟或暂停放疗的时长。推迟或暂停的时长取决于临床病毒感染的严重程度（即轻型、中型、重型、危重型）、恶性肿瘤的类型和状态、推迟放疗导致肿瘤复发和进展的风险、治疗的类型和强度、并发症及可能出现的不良反应等。对于轻型、中型病毒感染的患者，建议推迟时长为首次病毒核酸检测阳性后10天，如患者症状减轻或症状消失，可考虑之后继续行放疗。对于重型、危重型病毒感染的患者，建议暂停放疗，积极进行抗感染治疗，从首次病毒核酸检测阴性结果日期起，暂停至少20天，直到症状好转，并且在不使用退热药物的情况下退热至少24小时，或者在抗感染治疗结束后连续2次（间隔时间大于24小时）核酸检测结果阴性之后开始或恢复原放疗计划。

问题17：如急诊、冲击放疗患者发生病毒感染，是否需要推迟或暂停放疗？推迟或暂停的时长如何确定？

对于已经感染病毒的肿瘤患者，如因肿瘤急症（出血、上腔静脉压迫、疼痛、气道梗阻、脊髓压迫等）需要行急诊或者冲击放疗，建议在充分评估患者感染程度、肿瘤状态和传染风险的基础上进行决策。对于急诊或冲击放疗总体次数较少的患者，如为无症状、轻型、中型病毒感染的患者，在严密防护条件下可以积极给予放疗；对于重型、危重型病毒感染的患者，需根据感染科、内科、ICU等专家意见在进行抗感染治疗时选择适宜的时间进行放疗。另外，需要根据放疗的部位、肿瘤体积大小、照射次数和时间等因素选择冲击放疗的分割剂量、放疗模式，尽量减少放疗次数、缩短照射时间和转运患者的时间，赢得挽救患者生命的机会。

问题18：因病毒感染而推迟放疗对放疗疗效是否有影响？

理论上，短时间推迟放疗不会对放疗疗效造成明显影响，但这个时间间隔多长目前却无定论。一项研究共纳入94例肿瘤放疗患者，其中77例患者为轻型病毒感染，17例患者为中型至重型病毒感染。在所有患者中，有83例患者有放疗延迟，平均放疗延迟时间为18天（6～47天）。51例患者接受了随访，其中34例患者最后实现肿瘤根治，7例患者有残余肿瘤或局部复发，7例患者有远处转移，3例患者死亡（其中只有1例患者是死于病毒感染）。因此，尽管在接受放疗的患者中，病毒感染的死亡率很低，但治疗延迟是否可能会导致不良治疗结果，目前相关数据仍不成熟，还需要对这些患者进行更长时间的随访，以进一步证实因病毒感染而推迟放疗对放疗疗效是否有影响，以及推迟的最长时间间隔。

问题19：肿瘤患者在病毒感染康复后多长时间可以重启放疗？

1.无症状病毒感染的患者康复后，多长时间可以重启放疗？

目前尚无明确证据支持肿瘤患者自病毒感染康复后重启放疗的最佳时机。《NCCN指南》推荐，无症状病毒感染的患者需暂停10天，如10天持续无症状则恢复放疗。

《中国肿瘤专家共识》建议，肿瘤患者在病毒感染相关症状完全恢复后，且病毒核酸或抗原转阴2周再次进行病毒核酸检测，达到病毒核酸检测阴性（连续2次，间隔24小时）后考虑重启治疗。另外，鉴于肿瘤患者的低免疫状态，以及病毒转阴后存在一定比例病毒检测复阳的情况，专家组建议在后续抗肿瘤治疗过程中，严密动态监测病毒核酸情况。

2. 轻型、中型病毒感染的患者康复后，多长时间可以重启放疗？

《NCCN指南》推荐，无高危因素的轻型、中型病毒感染的患者考虑暂停治疗至少10天直到症状改善，并且在不使用退热药物的情况下退热至少24小时则可恢复放疗；对于存在高危因素（长期嗜中性粒细胞减少、淋巴细胞减少或功能障碍、恶性血液病、肿瘤累及肺部）的轻型、中型病毒感染的患者，考虑暂停治疗至少14天直到症状改善，并且在不使用退热药物的情况下退热至少24小时则可恢复放疗。

《中国肿瘤专家共识》建议，肿瘤患者在病毒核酸或抗原转阴2周后需再次进行核酸检测，如连续2次间隔24小时病毒核酸检测均为阴性可考虑重启放疗。鉴于肿瘤患者免疫力低下且病毒核酸检测转阴后仍然有一定比例患者存在复阳可能，建议在后续抗肿瘤治疗过程中，严密动态监测病毒核酸情况。

3. 重型、危重型病毒感染的患者康复后，多长时间可以重启放疗？

《NCCN指南》推荐，重型、危重型病毒感染的患者应暂停所有抗肿瘤治疗至少20天，直到症状好转，并且在不使用退热药物的情况下退热至少24小时后可考虑重启放疗。

《新型冠状病毒感染防控方案（第十版）》建议，重型、危重型病毒感染的患者出院标准为：病情明显好转，生命体征平稳，体温正常超过24小时，胸部影像学显示急性渗出性病变明显改善，可以转为口服药物治疗，没有需要进一步处理的并发症等情况。建议重型、危重型病毒感染的患者出院2周后再次进行核酸检测，如连续2次间隔24小时均为阴性可考虑重启放疗。因肿瘤患者免疫力低下，且病毒核酸检测转阴后存在一定比例病毒核酸检测复阳情况，专家组建议在后续放疗过程中要严密动态监测病毒核酸情况。

外科治疗篇

🧑‍⚕️ **问题20**：肿瘤患者合并病毒感染后，建议何时行择期手术，推迟手术的风险与病毒感染相关术后并发症或死亡的风险如何评估？

研究表明，围手术期病毒感染与术后并发症和死亡率增加显著相关，且这种相关性直到病毒感染7周才下降，因此手术延迟的时间小于7周没有任何好处，决策应分为两类：将手术推迟至少7周或不推迟。总的来说，建议患者在病毒感染后将择期手术至少推迟7周，除非推迟手术的风险超过与病毒感染相关的术后并发症或死亡的风险。

如果在病毒感染诊断后7周内考虑进行择期手术，我们建议进行多学科讨论，并记录风险和益处。注意以下几点：①所有患者的并发症或死亡风险都应使用经过验证的风险评分来计算；②基于患者因素（如年龄、基础疾病）、病毒感染（时间、最初感染的严重程度、持续的症状等）和手术因素（临床优先级、疾病进展的风险、手术的复杂性）来帮助估计在病毒感染后7周内进行手术会如何改变潜在风险；③患者应被告知，在7周内进行手术的决定是根据实际情况，而不是基于证据。

在病毒感染后7周内考虑进行手术的风险评估与沟通流程如下：

第一步：评估患者基线风险。

（1）基线风险为高风险：①有效工具评估手术死亡率＞1%（SORT-2）；②大部分的胃肠道、肝胆、头颈部、心胸、血管、复杂的矫形手术；③虚弱、无手术条件、身体不适或有并发症的患者。

（2）基线风险为中风险：①低风险手术，但是有显著的并发症；②其他手术（如乳腺手术）；③适当锻炼和身体健康的患者。

（3）基线风险为低风险：①死亡和并发症的风险较低；②门诊眼科手术、小型体表或四肢手术；③经常锻炼和身体健康的患者。

第二步：评估患者在病毒感染7周内进行手术，额外增加风险的因素，并向患者解释。

（1）年龄>70岁。

（2）ASA[①]分级为Ⅲ-Ⅳ级（分级详见"麻醉管理篇"）。

（3）大手术。

（4）病毒感染持续状态。

（5）病毒感染住院治疗史。

额外增加风险的因素>1个，为高风险；1个风险因素为中风险；无风险因素为低风险。

第三步：评估患者在病毒感染7周内，如果手术被延期可能会面临的风险。

如果患者反对推迟，坚持继续进行手术，临床医生和患者应该去权衡基线风险（第一步）和额外增加的风险（第二步）。

第四步：共同同意的结果。

结果：继续手术、推迟手术、未决定。

当患者无法立即作出决定时，应给予患者更多时间考虑

---

① ASA为美国麻醉医师协会。

在病毒感染后7周内进行手术的风险和益处。

问题21：在病毒大流行期间，气管切开患者如何做好防护？

建议：

（1）加强个人卫生防护。平时生活中可佩戴喉罩或一次性过滤无菌纱布至气管切口，做到阻隔气道同外界直接相通。

（2）增强空气、物品消毒。家中可自备消毒器（如紫外线消毒机），每天消毒30分钟以上，室内多通风，对于生活物品可用有效氯浓度为500 mg/L的消毒剂擦拭消毒。

（3）减少外出或到人员密集场所。气管切开患者是呼吸道感染高危人群，非必要不外出或不到人群密集场所，可在根源上减少感染发生。

（4）生活中加强自我管理和监测。患者和陪护家属可分开居住；不接触、购买和食用野生动物，禽、肉、蛋充分煮熟后食用，保持手卫生；做好患者及家属健康监测，每天测量体温；加强吸痰，防止痰液堵塞，室内常备加湿器湿化空气。若出现病毒感染症状，应及时就医，并重视肺部情况。

问题22：在病毒大流行期间，甲状腺疾病如何合理化诊治？

目前的研究显示，没有证据表明患有甲状腺疾病（甲状腺功能亢进或桥本甲状腺炎等）的患者会因病毒感染而加重或减轻病情。在病毒大流行期间诊治甲状腺疾病可分为以下几种情况：第一类是尚未感染或无症状感染者，建议患者及时就医，因为甲状腺疾病并非需要涉及呼吸道查体，可做好戴口罩等防护措施就诊，检查主要涉及颈部彩超、抽血，必要时行颈部计算机断层扫描（CT）检查，可在充分防护下进行。第二类是已经感染病毒、短期内无法就医的患者，可通过网上诊室等形式咨询。第三类是出现甲状腺肿大已压迫气道出现呼吸困难表现等紧急情况的患者，应立即到就近医院急诊治疗。

问题23：在病毒大流行期间，晚期前列腺癌患者内分泌治疗药物如何调整？

前列腺癌的内分泌治疗不会抑制免疫系统，因此，不会增加前列腺癌患者患严重病毒感染的风险，这意味着在病毒感染大流行期间继续接受内分泌治疗通常是安全的。但是，如果接受的内分泌治疗为注射剂，为减少就诊频次，建议患者使用更长效的剂型，例如，将一月剂型更改为三月剂型。

问题24：肝癌患者合并病毒感染后，整体治疗策略如何调整？

肝癌患者如合并病毒感染，建议优先治疗病毒，并尽可能保证抗肿瘤治疗。肝癌患者的治疗方式多样，可选择性大、可替代性强，包括肝移植、肝切除等根治性治疗手段，介入治疗、射频治疗、放疗等局部治疗手段，以及靶向治疗、免疫治疗等综合治疗手段。非外科治疗策略详见本书"肿瘤内科治疗篇"与"放射治疗篇"相关内容。

MDT是肝癌患者合并病毒感染时期最适合的诊疗模式，要充分评估肿瘤进展和病毒感染带来的治疗风险；进行个体化方案的制订。在尽可能保证抗肿瘤治疗效果的前提下，科学调整治疗模式，更多采用替代性、可及性强和低风险的方案。如对于早、中期肝癌患者，可选择能够在局部麻醉（简称局麻）下进行的介入治疗、射频治疗等局部治疗方案；对于中、晚期肝癌患者，可选择系统治疗方案。有效的替代治疗方案，能够减少治疗期间的并发症和风险，为后续外科治疗和综合治疗做好衔接。同时要注意对基础肝病、肝功能异常、腹水的治疗。

问题25：在患者合并病毒感染后，可切除的肝癌的治疗方式如何选择？

可切除的肝癌患者如合并病毒感染，为了避免肿瘤进展，预计推迟手术时间大于1个月者，应尽早考虑替代和衔接治疗方案。与外科手术治疗相比，介入治疗具有创伤小、不良反应和并发症少、术后患者恢复快等优点，介入治疗可成为早期肝癌有效的替代治疗方案，为后续外科治疗做好衔接。对于可手术切除的小于3 cm的早期肝癌患者，也可选择局麻下的消融治疗或放疗；对于疫情期间暂时无法行介入等局部治疗的肝癌患者，口服靶向药物治疗也是有效的替代治疗方案。

问题26：病毒感染患者合并胆道梗阻和胆道感染，治疗方式如何选择？

肝、胆、胰肿瘤易侵犯或压迫胆道造成严重梗阻性黄疸，同时可合并胆道感染。如有可替代的非手术治疗手段（如介入治疗、胆道穿刺引流），尽量先通过以上手段缓解病情，同时给予强有力的抗感染和支持治疗，避免急诊手术的不确定性和高风险性。梗阻性黄疸患者应在黄疸出现后尽早进行胆道引流，同时对于合并双侧胆道梗阻的患者，不管是否能够进行预期病侧切除，均建议进行双侧的胆道引流，以减轻黄疸、改善肝功能、避免胆道感染和肝功能进一步恶化。能够选择的治疗手段包括经内镜逆行胰胆管造影术下鼻胆管引流、胆道支架植入及经皮穿刺引流等方式，可优先采用局麻下能够进行的经皮、经肝穿刺胆道造影及引流术，以提高安全性。如无法实施非手术治疗，为挽救患者生命行急诊手术者，应全面评估治疗风险，以及与患者、家属充分沟通。

问题27：肝胆肿瘤患者合并病毒感染后出现出血，该如何进行治疗？

肿瘤破裂出血或上消化道大出血是肝胆肿瘤常见的危及生命的并发症。肝癌患者如出现肿瘤破裂出血，合并门静脉高压造成严重上消化道出血等需要急诊处理的情况，可采用相应的介入治疗和药物治疗，使患者平稳度过危险期，为后续治疗创造条件。肿瘤破裂出血患者可采用动脉栓塞治疗，迅速、有效止血并治疗肿瘤；肝癌伴门静脉高压、严重食管胃底静脉曲张破裂出血患者，优先选择药物治疗止血；内科治疗无效也可采用经皮、经肝穿刺门静脉行食管胃底曲张静脉栓塞术或经颈内静脉肝内门腔分流术，有效治疗上消化道出血。

问题28：重型、危重型病毒感染的患者因急腹症需行急诊手术，该如何处理？

重型、危重型病毒感染的患者原则上不进行胃肠道肿瘤手术治疗。因胃肠道肿瘤导致急腹症比如肠梗阻、消化道穿孔及消化道大出血需行急诊手术的患者，以挽救生命为目的，经多学科讨论，合理选择术式，做好围手术期管理。比如大肠癌导致完全性肠梗阻的重型、危重型病毒感染的患者可选择内镜下支架置入术或者术式简单的肠造瘘术缓解梗阻症状。待患者病毒感染相关症状好转，充分做好术前准备（包括呼吸锻炼、营养支持等）后再择期行大肠癌根治术。

问题29：中枢神经系统肿瘤患者合并病毒感染后，需要入院治疗的情况有哪些？

（1）轻型病毒感染患者，如无明显颅内高压、占位效应，可暂缓收入院；如有颅内高压、占位效应，需收入院并完善相关术前准备；若病情加重，及时行相关急诊处理。

（2）重型或危重型病毒感染患者，均应及时收入院治疗。如重型或危重型患者在住院期间出现肿瘤卒中等紧急情况，需结合患者的病情及家属的意愿，确定进一步治疗方案。

营养治疗篇

问题30：营养筛查和评估如何进行？

对于轻型、中型病毒感染的肿瘤患者，可以采用营养风险筛查2002（nutrition risk screening 2002，NRS 2002）量表进行营养筛查，一般在入院后24小时内由营养护士完成。对于重型、危重型病毒感染的肿瘤患者，可能难以获取患者体重、饮食史等资料，在这种情况下，建议采用改良危重症营养风险评分（modified nutrition risk in the critically ill score，mNUTRIC）进行筛查。

肿瘤患者营养评估常采用主观整体评估（subjective global assessment，SGA）、患者主观整体评估（patient-generated subjective global assessment，PG-SGA）等，在入院后48小时内由营养护士、营养师或医生完成。对于重型及危重型病毒感染患者难以采集患者评估内容，则应结合能耗水平、应激程度、炎症反应、代谢状况和体格检查等进行综合评估。

问题31：进行营养治疗的评判标准是什么？

NRS 2002评分≥3分，提示有营养风险，需要进行营养治疗；NRS 2002评分≥5分或mNUTRIC≥5分（不考虑IL-6），则提示患者有较高的营养风险，要尽早给予营养治疗。

对于入住ICU的患者，若其血流动力学相对稳定、无肠内营养（enteral nutrition，EN）禁忌证，于24~48小时即可启动EN；若患者处于休克或使用大剂量升压药物等急性复苏早期阶段，可暂缓营养治疗；对于正在撤除升压药物的患者，可以谨慎启动或重新启动营养治疗。

重型、危重型患者的营养状况可能会有快速变化，对首次筛查结果为低营养风险的患者，建议3天后再次进行筛查。

问题32：能量和营养素的摄入如何考虑？

能量：理想方法是采用间接测热法（代谢车）测定实际能量消耗，若未配备代谢车，可使用公式推算或按25～30 kcal[①]/（kg·d）估算。对于接受较大液体复苏或存在水肿，以及因重症无法测量体重的非肥胖患者，体重用理想体重计算；严重营养不良的患者可以先用实际体重，逐步增加为用理想体重估算；肥胖患者可参考11～14 kcal/（kg·d），用实际体重估算。另外，需将药物中含葡萄糖液体和含脂肪液体等提供的能量考虑进去。

肿瘤患者如合并近期摄入量明显减少、严重营养不良、老年等再喂养综合征高危因素，以及在重型病毒感染等应激初期，一般以低剂量起始喂养，营养供给不应超过目标量的70%，也可允许性低能量［<50%的目标喂养量或每天10～15 kcal/（kg·d）］喂养；在平稳后3～7天逐渐增加能量摄入达到目标量，如喂养不耐受，可考虑滋养型喂养（10～20 kcal/h或不超过500 kcal/d）。

蛋白质：肿瘤患者本身对蛋白质需求高，合并病毒感染后也需提高蛋白质供能比为25%～30%，可按照1.2～2.0 g/（kg·d）给予［非肥胖患者用实际或理想体重计算，肥胖患者可按2.0 g/（kg·d）理想体重计算］，具体需结合患者代谢阶段、营养状况等调整。提高优质蛋白质及支链氨

[①] 1 kcal≈4.184 kJ。

基酸的供给，如乳清蛋白及其他动物蛋白，优质蛋白质占蛋白质总量≥50%。合并肾功能不全患者不应为延迟透析治疗而明显减少蛋白质的供给，对合并慢性肾功能不全的病情稳定的患者可参考慢性肾病的营养治疗原则；对合并急性肾功能不全的患者可参考本篇问题41。肠外营养（parenteral nutrition，PN）时非蛋白热量（kcal）与氮量（g）之比为：（100～150）：1。

脂肪及碳水化合物：肿瘤患者合并病毒感染时适当提高脂肪供能比，有利于改善胰岛素抵抗，稳定血糖，控制炎症反应及提高能量密度。推荐膳食及EN中脂肪供能占总供能的35%左右，PN时碳水化合物供能占总供能的50%（机械通气患者）~70%（无呼吸障碍患者），脂肪供能占总供能的30%（无呼吸障碍患者）~50%（机械通气患者），脂肪供给量最多1.5 g/（kg·d），碳水化合物供给量最低2.0 g/（kg·d）。炎症应激期、需长期进行PN患者不建议使用纯大豆油脂肪乳，优先使用中长链脂肪乳或结构脂肪乳，可以提高脂肪酸的氧化作用及改善代谢。重型病毒感染的肿瘤患者建议提高 ω-3 或 ω-9脂肪酸供能比例，有利于减轻炎症反应，调节免疫及改善肝功能。

微量营养素：加强监测，常规补充多种微量营养素，补充量参考正常成人的剂量。肿瘤患者，特别是长期摄入不足、老年的肿瘤患者，是再喂养综合征的高危人群，尤其需要注意维生素B_1及复合维生素的补充。

问题33：特殊营养素如何考虑？

ω-3脂肪酸：由于 ω-3脂肪酸可以减轻过度炎症反应、

调节免疫、防止各种组织的氧化损伤，还有利于维持瘦体组织，因此肿瘤患者合并病毒感染时可以使用含 ω-3 脂肪酸的 EN 制剂及鱼油脂肪乳。但基于目前研究的结果，EN 中 ω-3 脂肪酸的最佳剂量尚无定论，可按照正常成人的推荐量 500 mg/d 给予，高于其 3~7 倍的添加量可能是有害的；PN 可按照 0.1~0.2 g/（kg·d）给予。

精氨酸：在感染、创伤等应激状况下精氨酸有利于机体蛋白质合成，减少尿素氮排泄，改善氮平衡。但基于最近的荟萃分析结论不一致，不推荐病毒感染的肿瘤患者使用精氨酸。

谷氨酰胺：放化疗、手术等导致的肠功能损伤补充谷氨酰胺可以改善氮平衡，维护肠屏障和免疫功能，继而改善患者的临床结局。全身炎性反应等危重状态时，谷氨酰胺参与多种应激反应过程，自身合成的谷氨酰胺无法满足机体所需，也需额外补充。但脓毒症等原因导致的休克或合并多器官功能衰竭的危重型患者，不建议使用。因此，病毒感染时期的肿瘤患者慎用谷氨酰胺。EN 的蛋白质中含有谷氨酰胺，使用整蛋白型的 EN 制剂或添加了谷氨酰胺的 EN 制剂的患者无须常规额外经肠道补充谷氨酰胺。静脉丙氨酰-谷氨酰胺双肽的剂量宜为 0.3~0.5 g/（kg·d），占总氨基酸量的 20%~30%。

问题34：营养途径如何选择？

采用中国抗癌协会肿瘤营养与支持治疗专业委员会制订的营养干预五阶梯疗法（图1），在下一阶梯不能满足 60% 目标能量需求 3~5 天时，应该选择上一阶梯。在实施过程中，应根据患者的营养风险筛查/评估结果、病情严重程度和胃肠道功能等临床实际情况进行调整。

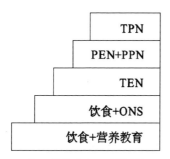

注：ONS（oral nutritional supplement，口服营养补充）；TEN（total enteral nutrition，全肠内营养）；PEN（partial enteral nutrition，部分肠内营养）；PPN（partial parenteral nutrition，部分肠外营养）；TPN（total parenteral nutrition，全肠外营养）。

图1　营养干预五阶梯疗法

问题35：肠内营养如何实施？

病毒感染和肿瘤的双重打击严重影响患者进食，危害患者营养状况。对于能够进食的肿瘤患者，首先鼓励患者经口进食，加强营养教育；若患者进食量不足则应早期予以ONS，补充的能量至少400 kcal/d，蛋白质至少30 g/d，持续1个月甚至以上。若患者饮食+ONS仍不能满足需要量，需早期启动TEN。

当存在禁忌证如未控制的休克、低氧血症及酸中毒、活动性上消化道出血、顽固性呕吐、严重腹泻急性期、完全性肠梗阻、肠缺血、肠道消化与吸收功能障碍、腹腔严重感染、腹腔间室综合征和无远端喂养通路的高输出瘘及血流动力学不稳定或胃残留量大于500 mL/6 h时，应暂停喂养。

EN可维持肠道屏障和功能的完整性，促进肠道免疫功能，防止菌群移位等，因此，无禁忌证的患者应首选EN。有营养风险或营养不良的患者在24～48小时早期启动EN，不应对接受体外膜氧合（extracorporeal membrane oxygenation，ECMO）的患者推迟给予EN。

途径：TEN途径有鼻胃管、鼻肠管、胃或空肠造瘘等，根据患者疾病情况、喂养时间长短、意识状态及胃肠道功能进行选择。通常首选胃途径，对于胃内喂养不耐受、严重反流，且予以促胃动力药等对症处理后仍不能改善时，可考虑幽门后喂养（十二指肠、空肠营养管）。对于高误吸风险、机械通气（尤其是俯卧位通气）、年龄>70岁、使用镇静药和肌松药、意识水平下降或有胃食管反流病史的肿瘤患者可直接考虑幽门后喂养。短期TEN（≤4周）多采用经鼻途径，长期TEN（>4周）可行造瘘。

TEN不同喂养方式的比较如表1。

表1　TEN不同喂养方式的比较

喂养方式	输注方式	适宜患者	优点
分次推注	注射器缓慢注入EN制剂或食物匀浆	胃内喂养的非重型患者	类似于正常进食，保障患者的活动时间
间歇输注	重力滴注或EN泵短时间泵入EN制剂	胃内喂养的患者	减轻胃容量负荷，有一定活动时间
连续输注	EN泵持续12～24小时泵入EN制剂	危重型及幽门后喂养的患者	减少肠道不耐受，减少误吸、反流

注意事项：连续输注时起始速度20~30 mL/h，2小时后若无潴留，则以10 mL/h的速度递增，直至60～100 mL/h。为减少误吸风险，喂养时应将床头抬高30°～45°，需俯卧位的患者，俯卧位前0.5～1小时可暂停进食或输注EN制剂，俯卧位喂养时上半身抬高10°～25°，可从10～20 mL/h低速喂养开

始，并密切观察反流情况。

EN营养制剂选择如表2。

表2　EN营养制剂的选择

制剂类型		适宜患者
普通整蛋白型		血糖、肾功能、胃肠道功能基本正常的患者。由于病毒感染的肿瘤患者蛋白质需要量更高，必要时需额外补充蛋白质组件（如乳清蛋白粉）
特定疾病型	肿瘤型	血糖、肝肾功、胃肠道功能基本正常的肿瘤患者（因这类制剂里通常有免疫营养素，基于目前的研究结论，暂不推荐危重型病毒感染患者首选使用）
	糖尿病型	血糖偏高或糖尿病患者
	肾病型	病情稳定合并慢性肾功能不全的患者
高能量密度型（1.5~2.0 kcal/mL）		需要限制液体入量的患者
短肽型		幽门后喂养的患者、因胃肠道吸收不良导致腹泻的患者、胃肠道功能不全的患者

问题36：肠内营养的胃肠道并发症有哪些，这些并发症如何处理？

EN实施过程中可出现腹胀、腹痛、呕吐、腹泻等胃肠道并发症，处理方式如表3。

表3　EN胃肠道并发症的处理

项目	腹胀、呕吐	腹泻
原因	①胃肠道功能差，如胃排空缓慢、肠蠕动慢；②治疗副作用，如化疗药物、抗病毒药物、镇静药物的使用及放疗因素等；③EN制剂不耐受，如输注速度过快或渗透压过高等	①胃肠道运动过快，如预防性回肠造瘘、倾倒综合征、肠易激综合征等；②治疗副作用，如化疗药物、抗生素的使用及放疗因素等；③EN制剂不耐受
主要处理	可参考中国人民解放军东部战区总医院制订的EN耐受性评估表（表4），根据评估结果调整，包括：①减慢输注速度；②调整EN制剂为低渗、低脂、无乳糖、预消化配方等	
其他处理	促胃肠动力	止泻及其他 （可参考本篇问题43）

表4　EN耐受性评估表

评价内容	计分标准			
	0分	1分	2分	5分
腹胀和（或）腹痛	无	轻度腹胀但无腹痛	明显腹胀，或腹压为15～20 mmHg。或能够自行缓解的腹痛	严重腹胀，或腹压＞20 mmHg，或不能自行缓解的腹痛

续表

评价内容	计分标准			
	0分	1分	2分	5分
恶心和（或）呕吐	无恶心、呕吐或持续胃肠减压无症状	有恶心但无呕吐	有恶心、呕吐但不需胃肠减压或250 mL≤胃残余量<500 mL	呕吐且需胃肠减压或胃残余量≥500 mL
腹泻	无	稀便≥3次/天，且250 mL≤大便量<500 mL	稀便≥3 次/天，且500 mL≤大便量<1 500 mL	稀便≥3次/天且大便量≥1 500 mL

注：1 mmHg≈0.133 kPa。耐受性总分＝腹胀和（或）腹痛+恶心和（或）呕吐+腹泻；0~2分，继续EN，增加或维持原速度，对症治疗；3~4分，继续EN，减慢速度，2小时后重新评估；≥5分，暂停EN，并做相应处理。

问题37：肠外营养如何实施？

禁忌证：血流动力学不稳定、心血管功能障碍、严重代谢紊乱尚未控制、严重肝肾功能不全。

适用情况：有EN禁忌及EN无法满足营养需要。

PN的启动时机：①TPN，有严重营养不良或高营养风险（NRS 2002评分≥5分或 mNUTRIC≥5分），且有EN禁忌的患者，应尽快启动；低营养风险（NRS 2002评分<3分或mNUTRIC<5分）患者，大部分指南建议应在7天后给予。

②PPN：高营养风险的患者，当EN在48~72小时无法达到目标量的60%时，建议尽早实施PPN。对于低营养风险的患者，当EN在7～10天无法达到目标量的60%时，建议实施PPN。

实施路径：对于需要PN支持≥2周或机体对营养物质需求量大为增加者，宜用中心静脉输注。对于预期较短（<2周）肠外支持或接受PPN（输注营养液的量较少）的患者可通过外周静脉输注，同时需注意外周静脉的最大耐受渗透压为900 mOsm/L。

输注方式：推荐使用全合一制剂取代多瓶输注。对于无PN配置中心的医院，优先推荐使用商品化多腔袋。当血三酰甘油水平＞3 mmol/L，需慎用脂肪乳剂，并在停止输注脂肪乳6小时后及时复查血三酰甘油水平；当血三酰甘油水平＞4.5 mmol/L或有严重脂质代谢紊乱时，需禁用脂肪乳剂。危重症患者葡萄糖输注起始速度不超过5 mg/（kg·min），脂肪乳剂输注速度过快［＞3 mg/（kg·min）］会导致肺功能恶化，因此输注时间应≥8小时，尤其在使用的最初几天，输注速度应尽可能慢［如输注含长链脂肪酸的脂肪乳剂时应≤0.1 g/（kg·h），输注含中链脂肪酸≤40%的混合脂肪乳剂时应≤0.15 g/（kg·h）］。脂肪乳剂不能直接通过ECMO管路输注，而应通过单独的静脉通道输注。

问题38：膳食营养如何实施？

应根据患者的年龄、营养状况、消化道功能、实验室检查、疾病类型等进行综合评估，进行个体化干预。饮食多样化，营养均衡，合理分配一日三餐，必要时进行2～3次加餐。

轻型和康复期病毒感染肿瘤患者的膳食营养：每天摄

入谷类食物200～400 g，在胃肠道功能正常的情况下，注意粗细搭配。优质蛋白质类食物如鱼、虾、禽、蛋类、精瘦畜肉、大豆及制品平均每天150～200 g，蛋类不弃蛋黄；每天300 mL以上奶制品；吃肉少喝汤，少吃肥肉、烟熏和腌制肉制品。新鲜蔬菜及水果应在尽量保证主食及蛋白质食物的基础上适当多吃，分别约300 g，深色蔬菜应占蔬菜的1/2以上；坚果不宜过多，在15 g左右；烹调植物油总量25～40 g。进餐及加餐时选择营养密度高的食物，减少进餐时各种汤水。饮水量为30~40 mL/（kg·d）或1 500～2 000 mL/d，多次、少量饮水。对老年患者、心功能不全、肺水肿、多浆膜腔积液及组织水肿患者要适当控制液体量，遵循"宁干勿湿"的原则。进食不足者、老年人，可以通过营养强化食品、特殊医学用途配方食品或营养素补充剂进行补充。

重型、危重型病毒感染肿瘤患者的膳食营养：应根据病情严重程度、胃肠功能和呼吸支持方式合理选择是否自主进食。自主进食者，为减轻氧耗、减少胃肠道负担，可以少量多餐，每天摄入3～7次流质、半流质饮食或易于咀嚼和消化的软食或选择EN制剂，病情好转后过渡到普通膳食。不能进食或进食不足者按相关章节提供的方法实施营养干预。

🩺 问题39：出现凝血功能异常的患者，营养治疗的注意事项有哪些？

近20%的病毒感染患者会出现凝血功能异常，重型和危重型患者多数存在凝血功能紊乱，而肿瘤本身是发生血栓的高危因素，严重凝血功能异常也是脂肪乳使用的禁忌证。因此，在营养治疗过程中，营养途径方面尽量考虑EN。同时还需要监测患者是否合并消化道出血，保证有效循环血量，避免出现医源性脱水。

👨‍⚕️ **问题40：** 出现急性肾损伤的患者，营养治疗的注意事项有哪些？

营养风险筛查及评估为有营养风险或营养不良的患者，不能因为进行连续性肾脏替代疗法（continuous renal replacement therapy, CRRT）而推迟营养治疗。

能量：CRRT的患者如使用的缓冲剂是枸橼酸盐、乳酸盐，可适当减少能量的补充，但具体减少的量取决于枸橼酸盐、乳酸盐的浓度和抗凝剂的类型。

蛋白质：行CRRT时蛋白质摄入量为1.5 ~ 2.0 g/（kg·d）。无须透析的患者蛋白质给予量可参考1 ~ 1.2 g/（kg·d），腹膜透析患者为1.2 ~ 1.5 g/（kg·d），但需结合患者营养状态、蛋白水平、分解代谢情况等综合评估。多数研究显示摄入充足的蛋白质比能量达标更重要，力争能量和蛋白质摄入量双达标。

👨‍⚕️ **问题41：** 出现肺功能不全的患者，营养治疗的注意事项有哪些？

最重要的是防止液体过量，控制液体特别是静脉输液量，遵循"宁干勿湿"的原则，同时控制输液速度。尽量选择EN，仅在有EN禁忌证或EN确实无法达到目标量时，才谨慎使用PN。病情稳定的患者液体量每天30 ~ 40 mL/（kg·d），危重患者的液体量为满足主要营养素需求的最低液体量，量出为入。体温每升高1 ℃，补液体量3 ~ 5 mL/（kg·d）。

合并明显低氧血症的患者推荐TEN，有误吸和反流高危因素的患者（包括俯卧位通气患者）推荐幽门后喂养，并控制喂养速度。实施俯卧位通气的患者不应推迟启动EN。从安全起见，喂养时俯卧位患者上半身抬高10°~25°，并预防性给予胃肠动力药物，可从10~20 mL/h开始逐渐增加喂养速度。对于有ARDS和急性肺损伤患者，推荐第一周给予滋养型喂养，后逐步过渡到足量喂养。

EN制剂方面，肿瘤专用型配方及高能量密度配方都可用于需控制入液量的患者，但高脂配方（脂肪供能比＞40%）不推荐用于伴有高碳酸血症的慢性阻塞性肺疾病（简称慢阻肺）急性加重患者。

问题42：出现腹泻的患者，营养治疗的注意事项有哪些？

当患者出现腹泻时应进行血常规、血生化、大便常规及肠道菌群检查，仔细分析引起腹泻的原因，积极止泻等对症治疗，维持水、电解质的平衡，纠正严重低蛋白血症及贫血。

若怀疑喂养相关性腹泻，应降低EN制剂输注的速度，保证制剂在入鼻时的温度为37~40 ℃，确保制剂的清洁度，必要时降低制剂的浓度。不推荐因胃肠道不耐受而完全停止EN，应尽量维持滋养型喂养。

若怀疑为抗生素相关性腹泻，可使用益生菌，主要包括双歧杆菌、乳酸杆菌、酵母菌、链球菌、肠球菌等，活菌数量应≥10 CFU/g（mL），通常益生菌与抗生素使用间隔2小时。但对接受放疗的宫颈癌患者、放化疗后白细胞缺乏的患者、严重放射性肠炎的患者慎重使用。

不能耐受标准配方EN制剂的持续腹泻、广泛肠切除及肠造瘘腹泻的患者可选择短肽型配方的EN制剂，逐步过渡到普通整蛋白型配方，适当添加可溶性膳食纤维或换为含可溶性膳食纤维的混合配方。

对严重腹泻，不能耐受经口进食及EN的患者应根据营养筛查及评估的结果选择PN的时机。

问题43：进行营养治疗后需要监测的指标有哪些？

体重：患者应使用同一台体重秤，最好是清晨、空腹、排空大小便并穿着相似的衣服进行称量，一周测量2次左右。

症状：主要是消化道症状，如恶心、呕吐、腹胀、腹泻，如有腹泻应详细了解排便频率，粪便颜色及性状、总量等。行PN者还需要关注输液反应，如心悸、发热、呼吸困难等。体征：需要了解皮下脂肪及肌肉、水肿及浆膜腔积液情况；腹部查体关注肠鸣音、腹部张力、是否有腹水及腹部包块等；还应关注患者24小时液体出入量。

辅助检查：血液学指标包括血常规、电解质、凝血功能、肝功能、肾功能、血脂、血糖、心功能、CRP等。多浆膜腔积液进行引流者，需行引流液生化检查。人体成分分析可反映患者的肌肉、脂肪、细胞内外液等人体成分的变化。代谢车可监测患者实际的能量需求，利于更精准地制订营养方案。

麻醉管理篇

问题44：在行紧急气管插管时如何防护？

在肿瘤患者合并病毒感染后，当对其实施紧急气管插管时，医生要最大限度防止感染和病毒传播，尽可能降低病毒雾化的风险，最大限度提高首次尝试的成功率，确保患者和插管医生的安全，建议最好由具有丰富气道管理经验的临床医生进行。

实施紧急插管前应准备好相关物品，包括呼吸机、插管及固定用物、镇静及血管活性药物、负压吸引器、大号吸痰管、气管镜、气囊测压表及听诊器等。撤除患者病床床头和床挡，保证充分操作空间。

插管前使用简易呼吸器或经鼻高流量充分预氧。建议快速诱导镇静，首选可视喉镜或纤维支气管镜引导插管，将套有气管插管的支气管镜插入气道后，沿气管镜将气管插管送入气道并进行位置判定。

因为在患者清醒时插管发生呛咳和随之产生气溶胶的风险较高，故一般不建议使用。若需在患者清醒时插管，建议使用局麻药软膏或凝胶表面麻醉，避免使用雾化局麻药或经气管注射局麻药。

插管后进行套囊充气，确定导管位置准确后妥善固定。如果没有负压病房，在气管插管操作后房间应及时进行通风。

问题45：在行紧急气管插管时，遇到困难气道如何处理？

困难气道会对需行紧急气管插管的病毒感染患者造成严重影响，患者气道开放失败可在几分钟内造成缺氧性脑损伤或死亡。肿瘤患者合并病毒感染后通常合并肺部损伤、肺功能严重受损、氧储备能力急剧下降、耐受无通气时间较短等风险。对可能存在困难气道风险的患者，临床医生应制订出相应对策，最大限度降低相关严重并发症的发生。

困难气道插管设备：建议配备可视喉镜及一次性使用喉镜片、一次性使用可视插管管芯或一次性可塑形气管插管内镜管芯和一次性使用可视气管导管、一次性二代喉罩，既能通气又能导入气管导管，或一次性可视插管软镜。插管的医生应首选熟悉的设备，同时备有经环甲膜切开建立有创气道的工具。插管流程见图2。

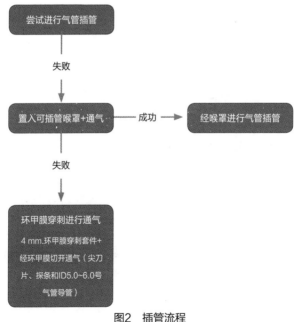

图2 插管流程

预期困难气道的，建议镇静、镇痛、表面麻醉，在保留自主呼吸下用可视插管软镜或纤维支气管镜引导经鼻气管插管，有条件的经内镜面罩气管插管，既可通过面罩吸氧，又可减少飞沫传播。

为减少患者的咳嗽反射，建议使用2%～4%利多卡因乳膏/凝胶或丁卡因胶浆进行表面麻醉，避免使用利多卡因雾化喷剂。如果预计现有气道管理设备（包括可视插管喉镜和可视软镜）插管困难、喉罩置入和通气困难，可直接行气管切开。

面罩通气、放置声门上气道设备、喉镜显露和/或气管插管时都可出现非预期的困难气道。对非预期的困难气道建议事先制订完善的气道管理策略，降低发生不良结局的风险。

问题46：急诊手术的麻醉评估如何进行？

当肿瘤患者面临生命危险，而手术治疗是唯一的救命办法时，应优先考虑麻醉下外科治疗，而不考虑病毒的感染问题，但应充分考虑感染期呼吸道管理风险巨大。

当对病毒感染患者进行急诊手术麻醉气管插管时，可见非常明显的喉头黏膜水肿、充血，可能出现插管困难或随时可能引起喉痉挛；特别要注意术后拔管期间，如果水肿进一步加重，随时可能引起呼吸道梗阻，导致患者通气困难，最终死亡。

在肿瘤患者急诊术前，建议快速做好病毒筛查和术前评估。

对于ASA分级 Ⅰ～Ⅱ级患者，建议通过电子病历或者线上进行术前评估。对于ASA分级Ⅲ～Ⅳ级患者，建议当面访视患者进行麻醉术前评估。ASA分级见表5。

表5 ASA分级

分级	标准
Ⅰ级	重要器官、系统功能正常。对麻醉和手术耐受良好，正常情况下没有什么风险
Ⅱ级	有轻微系统性疾病，重要器官有轻度病变，但代偿功能健全。对一般麻醉和手术可以耐受，风险较小
Ⅲ级	有严重系统性疾病，重要器官功能受损，但仍在代偿范围内。行动受限，但未丧失工作能力。施行麻醉和手术有一定的顾虑和风险
Ⅳ级	有严重系统性疾病，重要器官病变严重，功能代偿不全，已丧失工作能力，经常面临对其生命安全的威胁。试行麻醉和手术均有危险，风险很大
Ⅴ级	病情危重、濒临死亡，手术是孤注一掷。麻醉和手术异常危险

在疫情小规模散发地区，建议对有流行病学史或有临床症状的可疑急诊肿瘤患者行肺部CT检查和病毒检测。

在疫情未得到有效控制或确诊病例持续增长的地区，推荐对所有急诊肿瘤患者行肺部CT检查、血常规和病毒核酸及抗体检测，因病情危重未能进行肺部CT检查者，均应按疑似患者处理，直至排除病毒感染。

在疫情暴发流行区域，建议对所有急诊患者均应进行全面的病毒筛查，在有条件的情况下，所有急诊全麻手术医务人员适当加强防护级别，避免无症状病毒感染患者造成医务人员的感染。

随着疫情的发展，部分患者起病症状轻微，无发热（只有43.8%的患者在早期表现出了发热症状），或潜伏期延长（最长可达24天），临床要加强对无症状病毒感染患者的鉴别，同时要注意肺部影像学的鉴别。术前识别重症高危人群有利于减少不良预后的发生。

急诊肿瘤患者手术麻醉流程见图3。

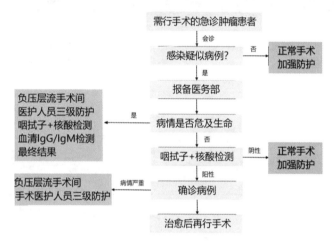

图3　急诊肿瘤患者手术麻醉流程

问题47：限期手术的麻醉评估如何进行？

麻醉手术团队和肿瘤患者之间应该就手术时机的风险和益处进行充分沟通。建议对所有患者都使用有效的风险评分来评估患者的死亡风险（如有可能还需评估患者并发症）。基于患者因素（年龄、并发症状况）、病毒感染（时间、初始感染的严重程度、持续的症状）及手术因素（临床优先级、疾病进展的风险、手术的复杂性）等风险修饰因素，估计在病毒感染后进行手术会如何改变基本风险。

我们强调麻醉医生这一"最后一道防线"的把关作用，在术前访视时，对患者的流行病学史、临床征象和各类检查结果要进行仔细询问和核查，并完成血常规和肺部CT检查等。

问题48：当病毒感染流行时，肿瘤患者术前病毒疫苗接种的时机如何选择？麻醉评估如何进行？

当病毒感染流行时，肿瘤手术患者应在术前接种病毒疫苗，尽可能接种3剂，最后1剂至少在术前2周接种。确认和优化疫苗接种情况并尽快采取行动，可以在初级保健转诊前或在决定要手术时进行。

目前有一些病毒变异株，在传播能力、引起疾病的严重程度和感染接种疫苗患者的能力方面与既往病株有所不同。其传播性更强，并有可能逃避通过先前病毒感染、疫苗接种获得的免疫力，但患者临床症状轻微。这类病毒感染的肿瘤患者，术前麻醉评估与病毒感染阴性患者的限期手术麻醉评估一致。

问题49：行无痛内镜的时机如何调整？

参考ASA声明，肿瘤患者合并病毒感染后行无痛内镜的时机如表6。

表6　肿瘤患者合并病毒感染后行无痛内镜的时机

感染程度	诊断感染时间	内镜检查时机
无症状肺部感染	计划检查2周内诊断出无症状肺部感染	诊断后将内镜检查推迟≥2周
	计划检查2周前诊断出无症状肺部感染	按计划进行内镜检查
轻度肺炎：①轻微症状和体征；②无新出现的呼吸困难；③临床检查或影像学无肺炎证据	计划检查2周内诊断出轻度肺炎	至少2周后重新预约内镜检查
	计划检查2周前诊断出轻度肺炎	按计划进行内镜检查
中度肺炎：①临床检查中的肺炎证据，如呼吸室内空气，经皮动脉血氧饱和度为92%~94%，轻度用力引起缺氧和呼吸困难；②影像学上的肺炎证据	计划检查4周内诊断出中度肺炎	至少4周后重新预约内镜检查
	计划检查4周前诊断出中度肺炎	按计划进行内镜检查
严重或危重肺炎：①呼吸功能恶化；②呼吸衰竭；③其他器官衰竭	计划检查6个月内出现严重或危重肺炎	推迟内镜检查，直到医学审查通过

問題50：外科手术的麻醉方式如何选择？围手术期麻醉监测需要注意什么？

对于疑似或确诊病毒感染患者需行急诊手术的，建议根据患者病情、手术方式选择最熟悉和最节省时间的麻醉方式。对四肢损伤患者首选区域阻滞麻醉，对急性肠梗阻等急腹症手术，推荐采用气管插管全身麻醉。

对于限期手术或择期手术，应根据患者因素和拟行的手术选择麻醉方式。部分病毒感染患者会接受抗凝治疗，这可能影响椎管内麻醉或深部外周神经阻滞的使用时机或决定，术前需要充分评估。推荐采用气管插管全身麻醉，或者全身麻醉复合区域阻滞麻醉。

肿瘤患者合并病毒感染后围手术期麻醉监测需注意以下几点：①基本的无创监测包括心电图、血压、中心体温、脉搏氧饱和度和呼气末二氧化碳（CO_2）监测及尿量监测等。呼气末CO_2监测可以协助判断导管位置。②建议根据患者因素、拟行手术的方式、预计手术的时间、预计术中的出血量等选择有创监测，包括有创动脉压监测、中心静脉压监测、肺动脉楔压监测等。③病毒感染患者常并发肺功能损害，术中应该加强对肺顺应性、气道压力（Paw）、氧合指数［动脉血氧分压（PaO_2和吸入气氧浓度（FiO_2）的比值］、动脉血气分析的监测，以指导术中肺保护策略的实施。若并存急性心肌损害、肾损伤和炎症状态，建议行肌钙蛋白、超声心动图、肾功能分析、CRP等检测，及时优化心肌氧供需平衡、肾功能管理和抗炎管理。

问题51：围手术期的脆弱肺功能早期预警如何进行？

病毒感染患者可能存在肺部感染或者感染治愈后肺纤维化，有肺功能减退的情况，合并慢性呼吸疾病或近期曾有急性呼吸系统疾病的患者，肺功能会进一步受到损害。这类患者在围手术期需要进行脆弱肺功能早期预警监测，包括Paw、呼气末CO_2波形及呼气末CO_2分压（$P_{ET}CO_2$）、动脉血二氧化碳分压（$PaCO_2$）、PaO_2/FiO_2、呼吸频率与节律、肺部听诊等。

Paw监测：在潮气量相对恒定的状态下，患者气道在麻醉、外科及药物作用下，更易发生因肺容积改变（体位改变、气腹、单肺通气、胸廓塌陷等）、气道痉挛或肺水增加等因素导致的Paw升高，应针对病因作出分析与处理。

呼气末CO_2波形及$P_{ET}CO_2$监测：若发生支气管痉挛，结合肺部听诊及Paw升高，呼气末CO_2波形呈现梯形改变可以协助诊断，可以经静脉给予肾上腺素或/和糖皮质激素加以治疗。如果呼气末CO_2波形消失，Paw急剧增加，且肺部无任何呼吸音，可以诊断为静默肺，需要迅速经静脉给予肾上腺素与糖皮质激素治疗。

PaO_2/FiO_2监测：是对肺通气功能及心肺交互效应的综合评定，正常值应该大于300 mmHg。如果术前正常，术中出现低于300 mmHg时，应进行病因诊断与处理，早发现、早干预对降低患者呼吸系统并发症、快速苏醒拔管或术后早期脱机至关重要。

呼吸频率与节律监测：对非机械通气患者及苏醒期拔管前患者肺功能综合评估十分重要，拔管期可通过呼气末CO_2波形图、呼吸频率监测观察有无镇静、镇痛药物或肌松药残余效应导致的呼吸抑制或呼吸暂停，准确判断拔管时机。

问题52：围手术期的控制通气如何进行？

病毒感染患者可能存在肺部感染或者感染治愈后肺纤维化，有肺功能减退的情况，肺保护性通气策略适合感染病毒后的患者，是指在维持机体充分氧合的前提下，为防止肺泡过度扩张和萎陷，减少机械通气相关性肺损伤（ventilation-associated lung injury，VALI）发生率，从而保护和改善肺功能、减少肺部并发症和降低手术患者死亡率的呼吸支持策略。主要方法包括小潮气量通气、个体化适度呼气末正压（positive end expiratory pressure，PEEP）、手法肺复张和低吸入氧浓度等。

小潮气量通气及允许性高碳酸血症：建议采用小潮气量 $4 \sim 8$ mL/kg（以身高所计算出的标准体重计算，非用患者实际体重计算）和低吸气压力（平台压 < 30 cmH$_2$O[①]）；控制 PaCO$_2$ 上升速度 < 10 mmHg/h、PaCO$_2$ < 65 mmHg、pH 值 > 7.20。

个体化适度 PEEP：PEEP 是指控制呼吸时呼气末 Paw 保持一定正压水平。开始设置 $3 \sim 5$ cmH$_2$O PEEP，根据氧合情况每次增加 $2 \sim 3$ cmH$_2$O PEEP，在 FiO$_2 \leqslant 0.6$ 时能满足 PaO$_2 \geqslant 60$ mmHg 或 PaO$_2$/FiO$_2 \geqslant 300$ mmHg 的 PEEP 为最佳 PEEP。

手法肺复张：手法肺复张通过提高 Paw 的方式，短暂提高跨肺压，即每隔 $20 \sim 30$ 分钟，麻醉机改为手控模式，非肥胖患者调压限制阀（APL 阀）设定为 $35 \sim 40$ cmH$_2$O，肥胖患者设定为 $40 \sim 45$ cmH$_2$O，对气囊充气完成"鼓肺"动作，在达到复张压力

---

① 1 cmH$_2$O ≈ 0.098 kPa。

后，重复3~5个周期。

问题53：围手术期的肺功能保护如何进行？

围手术期肺功能保护主要包括对VALI和术后肺部并发症（postoperative pulmonary complications，PPCs）的防范。VALI主要因压力伤、容积伤、剪切伤及生物伤等诱发，PPCs包括术后肺不张、肺炎、支气管痉挛和呼吸衰竭等。

临床麻醉中常采用肺损伤预测评分（LIPS评分），其纳入评估的因素包括：老年、吸烟、肥胖〔体质指数（BMI）> 30 kg/m^2〕、低蛋白血症、接受化疗、肠道梗阻、术前低氧血症、误吸、休克、脓毒症、肺部感染、糖尿病、多发骨折、烟尘吸入、溺水、严重颅脑损伤及肺挫伤，同时结合手术类型等（详见表7）。LIPS评分>4分提示患者属于PPCs高风险。

表7 肺损伤预测评分（LIPS评分）

变量		分值
诱因	休克	2.0
	误吸	2.0
	脓毒症	1.0
	肺炎	1.5
高危手术	脊柱	1.0
	急腹症	2.0
	心脏	2.5
	主动脉血管	3.5

续表

变量		分值
高危创伤	脑外伤	2.0
	烟尘吸入损伤	2.0
	淹溺	2.0
	肺挫伤	1.5
	多发骨折	1.5
危险因素	酗酒	1.0
	肥胖	1.0
	低蛋白血症	1.0
	化疗	1.0
	$FiO_2>0.35$（氧流量>4 L/min）	2.0
	呼吸急促（呼吸频率>30次/分）	1.5
	经皮动脉血氧饱和度<95%	1.0
	酸中毒（pH值<7.35）	1.5
	糖尿病	−1.0

　　VALI和PPCs的防范通常采用肺保护性通气策略，其主要方法包括小潮气量通气、个体化适度PEEP、手法肺复张和低吸入氧浓度等（详见本篇问题53）。

　　术中应控制补液总量及输液速度，在维持血容量、胶体渗透压并保证血红蛋白携氧能力及电解质、酸碱平衡的前提下，以目标导向为基础的个性化容量管理可改善术后肺氧合功能，避免诱发肺水肿。

　　糖皮质激素类可抗炎、抗过敏，缓解支气管痉挛，保护气道；盐酸氨溴索是一种较新的黏液溶解剂，它能溶解黏液、抗氧化、抗炎、减轻氧化应激，对肺功能有一定保护作用，可通过雾化吸入，直接作用于气道，从而改善肺功能。

问题54：围手术期的心功能保护如何进行？

病毒性肺炎患者感染期间可能并存心肌损害，为尽量降低围手术期心血管事件的发生率和死亡率，对病毒性肺炎患者进行全面的心血管风险评估非常必要。常用的心功能评估方法有纽约心脏病协会的心功能分级及Goldman心脏风险指数等。通过对患者心血管事件风险的综合评估，酌情行心电图、超声心动图、冠状动脉CT、冠状动脉造影及血清学心肌酶谱检查。高血压患者宜行动态血压监测，检查眼底，了解有无继发心、脑并发症及明确其损害程度。对心律失常或心肌缺血患者，应行动态心电图检查。

无论全麻还是椎管内麻醉，血压应维持在基础值±20%范围内或维持平均动脉压在75～95 mmHg。动脉舒张压的高低和心脏舒张期的长短是影响冠状动脉血流量的重要因素，因此需要维持舒张压和心率在正常范围，在保证正常灌注的基础上防止液体负荷过重。

当患者出血时应及时评估并补充血液制品，保证血红蛋白≥80 g/L，若合并心功能不全，建议维持血红蛋白≥100 g/L，以维持心肌氧供。

维持患者体温为术前体温或36 ℃及以上，麻醉时间>30分钟者，麻醉开始后采取体温保护措施，如充气加温或加温毯。

磷酸肌酸钠具有一定的心肌保护作用，可能的机制包括：磷酸肌酸钠与稳定肌纤维膜有关，还可通过抑制核苷酸分解酶而保持细胞内腺嘌呤核苷酸水平，抑制缺血心肌部位的磷脂降解，通过抑制腺苷二磷酸（ADP）诱导的血小板聚集而改善缺血部位的微循环。

问题55：出现急性肌痛/关节痛如何处理？

急性肌痛/关节痛发生率为1.5%～61.0%，磁共振成像（MRI）检查可见肌肉水肿、坏死、萎缩，关节神经增粗、高信号，神经束缺失，关节积液增强，有或无关节侵蚀、充血，滑膜炎，软组织淤血、坏疽，俯卧位非典型压力性溃疡等。由于肌肉和神经组织都可表达血管紧张素转换酶2（angiotensin-converting enzyme 2，ACE2）受体，具有可能的神经亲和力，易与病毒相结合，导致了肌肉和神经损伤（包括轴突性多神经病变），从而引起疼痛。

治疗药物可选择布洛芬和对乙酰氨基酚等非甾体抗炎药。相比较而言，布洛芬在解热及缓解骨关节、肌肉、软组织相关疼痛效果更强、持续时间更久，但起效稍慢。

在药物使用过程中应注意，对乙酰氨基酚一天的总量不得超过2 000 mg，布洛芬每天口服不得超过1 200 mg，口服镇痛时间不得超过5天，因两种药联合或交替使用可能导致用量错误或混淆给药间隔时间，引发药物过量，甚至中毒，所以，不推荐两种药交替使用，尤其不建议两种药联合使用。

问题56：出现头痛如何处理？

肿瘤患者合并病毒感染后头痛的发生率为1.7%～33.9%，极少部分肿瘤患者长期口服免疫抑制剂，病毒感染后可能导致病毒性脑膜炎。大部分患者疼痛表现为发热时头痛，与发热时大脑处于缺血缺氧状态相关；也可为非发热时头痛，与患者感染病毒后睡眠质量下降、内分泌紊乱相关，特别是既往有紧张性疼痛、偏头痛等基础疾病的患者，更易发生头痛。

处理发热相关性头痛和紧张性头痛时，对乙酰氨基酚的效果优于布洛芬。同时还可以选择部分复方制剂，治疗头疼效果更好，如阿司匹林、对乙酰氨基酚及咖啡因的复方制剂，或双氯芬酸钠与咖啡因的复方制剂。当偏头痛发作时，可以考虑曲坦类药物，如舒马曲坦、佐米曲普坦和利扎曲坦。

问题57：出现咽痛如何处理？

不少病毒感染的肿瘤患者，同样出现了明显的"吞刀片感"，因为病毒在咽喉部位聚集，介导了局部免疫炎症反应，使喉咙部位的血管通透性增高，导致咽喉部肿胀，持续压迫神经末梢，使患者感觉到剧烈的咽喉部疼痛感。同时局部释放的多种炎症介质可以直接刺激神经末梢，引起或者加重疼痛感。

大部分患者在咽痛出现后 1～5 天随着咽喉部水肿消退，咽痛感会逐渐消退，部分患者的咽痛症状可能持续时间会更久。多喝水有助于咽痛的缓解；冰激凌、冰块、冷冻酸奶等冷的食饮可以短时间、暂时减轻或缓解咽痛；吃薄荷糖有助缓解咽喉的不适。

当咽痛、咽干等症状明显时，可以使用华素片、西瓜霜含片等。

较多相关临床指南都推荐用盐水漱口缓解咽痛，漱口用的盐水可以用 1/4～1/2 茶匙的盐加到约 240 mL 水中配制成。因为年龄过小的孩子可能无法掌握漱口的方法，故建议 6 岁或以上的孩子使用盐水漱口的方法。

😷 问题58：癌痛合并病毒感染患者，如何进行居家管理？

原则上应做到及早、持续、有效地消除癌痛，无症状及轻型病毒感染患者应在医生指导下规范使用镇痛药物，做到及时、足量、按规定时间服药，同时预防和控制药物的不良反应。在剂量上需要做到疼痛评分（NRS）≤3分，24小时内暴发痛≤2次。病毒感染后为避免出现暴发痛，可以居家备吗啡即释片方便解救，换算成24小时量予以调整每次用药量。

部分癌痛患者之前疼痛控制可，但在感染病毒后出现了镇痛药物剂量的快速增加，或者出现了难以解决的便秘、恶心、嗜睡等不良反应，考虑患者可能处于难治性癌痛阶段，需要及时与医生沟通，调整治疗方案。

😷 问题59：癌痛合并病毒感染患者，在镇痛治疗期间出现并发症如何处理？

病毒感染的无症状或者轻度癌痛患者，镇痛治疗期间的并发症主要包括：治疗病毒感染相关性疼痛的并发症，以及癌痛治疗期间的并发症。

治疗病毒感染相关性疼痛的并发症主要是使用解热镇痛抗炎药的常见副作用，如消化道溃疡、出血、过敏、加重哮喘及肾功能损伤等。患者应严格遵照医嘱口服解热镇痛抗炎药，勿超过每天最大剂量，同时严格避免同类药物的重复、联合、交替使用。若在治疗量内，出现了相应的不适症状，如便血、皮疹、哮喘、皮肤黄染、眼球黄染、尿液呈茶色等症状，需要及时就医。

癌痛治疗期间的并发症主要是集中在阿片类药物的相关不良反应。患者在使用药物时剂量过量或者换算成24小时剂量不规范，导致剂量过大，表现为便秘、恶心、呕吐、嗜睡等，大多数患者通过通便、止吐、调整剂量等方式可缓解症状，严重嗜睡（如呼之不应）患者，应及时就医。可予以纳洛酮解救，在解救后仍需要补充一定剂量的镇痛药物，避免暴发痛。

问题60：出现难治性癌痛如何处理？

在感染病毒后，由于全身炎症因子被激活，疼痛敏感水平增加，部分肿瘤患者可能进入难治性癌痛阶段，主要表现为持续性疼痛NRS≥4分和（或）暴发痛次数≥3次/天；单独使用阿片类药物和（或）联合辅助镇痛药物治疗1~2周，患者疼痛缓解仍不满意和（或）出现不可耐受的不良反应，均需就医处理。

静脉快速输注自控镇痛适用于癌痛患者阿片类药物的剂量滴定、暴发痛频繁的癌痛患者、存在吞咽困难或胃肠道功能障碍的癌痛患者，以及临终患者的镇痛治疗。静脉快速输注自控镇痛常见不良反应包括出血、感染、导管堵塞或脱落及镇静过度。同时仍需要考虑阿片类药物的全身不良反应，对于已出现大剂量不耐受的病毒感染合并难治性癌痛患者应谨慎使用。

神经毁损适用于恶性肿瘤浸润或治疗引起的难治性神经病理性疼痛，常用肋间神经毁损术（用于肿瘤治疗导致疼痛的疗效优于肿瘤浸润导致的疼痛，对于胸壁疼痛的晚期肿瘤患者采用该技术可能获益）、腹腔神经丛毁损术（缓解上腹部癌性内脏痛）、上腹下神经丛毁损术（治疗盆腔肿瘤所致下腹部内脏痛）、奇神经节毁损术（用于直肠癌或其他恶性肿瘤导致的肛门会阴区局限性疼痛）等。对于已有游走性暴发痛或者神经节段不明确的患者，是否使用神经毁损应慎重。

经皮椎体成形术能有效缓解因脊柱转移瘤或者椎体压缩性骨折导致的疼痛，改善脊柱稳定性。适用于恶性肿瘤所致的椎体转移性疼痛、存在骨折风险经MRI或核素成像证实的有症状的椎体微骨折和（或）CT提示溶骨性病变且椎体高度无明显变小及骨转移放疗后疼痛不能缓解的患者。

放射性粒子植入术适用于肿瘤浸润神经干/丛导致的疼痛或功能损伤、溶骨性骨转移导致的疼痛、肌肉软组织或淋巴结转移导致的疼痛。需要注意椎体转移瘤放射性粒子植入术应在CT引导下实施，椎体转移瘤边界以影像学边界为准，粒子与脊髓保持适当距离，避免损伤，通常粒子距离脊髓应 > 1 cm，术后要即刻进行剂量验证。对肿瘤侵及皮肤形成溃疡、侵及脊髓和大血管时，或既往有外照射治疗史者使用应慎重。

与全身用药相比，通过鞘内药物输注系统（intrathecal drug delivery system, IDDS）植入术进行椎管内给药能有效缓解疼痛，减少药物不良反应，明显改善患者的生存质量，有效延长患者生存期。适用于采用多模式治疗方法后癌痛未得到充分控制、接受阿片类药物等治疗虽有效但无法耐受其不良反应及自愿首选IDDS植入术治疗的癌痛患者。IDDS植入术的时机和药物是保证获得良好治疗效果的基础，处理其潜在并发症及相应的质量保证措施。

实验室检查篇

问题61：常用的实验室监测指标有哪些？

研究表明，病毒感染可增加肿瘤患者的并发症及总体死亡风险，因此在肿瘤患者合并病毒感染病程中应密切关注患者各项生命体征和实验室指标的变化，常用的实验室监测指标见表8。

表8　肿瘤患者合并病毒感染常用的实验室监测指标

检查项目	具体指标	临床意义
血气分析	血氧饱和度	血氧饱和度是判断是否为重型病毒感染的关键指标
心功能检查	心肌酶和心力衰竭指标：cTnI/T、Mb、CK-MB、AST、LDH、α-HBDH、BNP	病毒感染患者可能暴发病毒性心肌炎，诱发心力衰竭
肝肾功能检查	肝功能：ALT、BIL、ALB等 肾功能：Cr、BUN、UA、Cys C等	病毒感染患者可能累及肝脏和肾脏，通过监测肝肾功能及时判断
感染指标	CRP、PCT、铁蛋白、G实验、GM试验等	病毒感染后免疫功能降低，可能合并其他病原体感染
血液学检查	血常规（白细胞计数、粒细胞与淋巴细胞比值等）、凝血6项	重型病毒感染容易并发DIC，应关注凝血功能，且容易出现粒细胞缺乏，因此需关注粒细胞与淋巴细胞比值
免疫指标	IL-6、TNF-α、IL-2R、CD4$^+$和CD8$^+$T细胞数量等	病毒感染后会引起体内炎症风暴

注：cTnI/T为肌钙蛋白I/T；Mb为肌红蛋白；CK-MB为肌酸激酶同工酶；AST为天门冬氨酸氨基转移酶；LDH为乳酸脱氢酶；α-HBDH

为α-羟丁酸脱氢酶；BNP为脑钠肽；ALT为丙氨酸氨基转移酶；BIL为胆红素；ALB为白蛋白；Cr为肌酐；BUN为尿素氮；UA为尿酸；Cys C为半胱氨酸蛋白酶抑制剂C；PCT为降钙素原；G试验为β-D-葡聚糖试验；GM试验为半乳甘露聚糖抗原试验；TNF-α为肿瘤坏死因子-α；IL-2R为白细胞介素-2受体。以上指标至少3天检测一次，重症患者每天检测一次，根据病程进展情况可随时监测。

问题62：还有哪些特殊的实验室检查指标？

（1）外周血淋巴细胞程序性细胞死亡蛋白1（PD-1）：合并病毒感染的肿瘤患者T细胞计数显著减少，CD8$^+$和CD4$^+$T细胞数量与病毒感染患者的生存率呈负相关。而合并病毒感染的肿瘤患者CD8$^+$和CD4$^+$T细胞表面PD-1、T细胞免疫球蛋白和含黏蛋白结构域-3表达上调，因此通过检测外周血PD-1的表达可为抗PD-1治疗提供用药指导和疗效监测。

（2）外周血IgG水平：有继发性免疫缺陷、有反复感染史且外周血IgG<4 g/L，符合免疫球蛋白替代治疗的标准。由于缺乏特异性抗体，静脉注射免疫球蛋白目前不能特异性中和病毒，但可减少严重低丙种球蛋白血症患者抗体的缺乏及其他病毒或细菌感染的风险。因而监测外周血IgG的水平可为免疫球蛋白替代治疗提供参考和依据。

（3）外周血淋巴细胞趋化因子受体5（CCR5，流式细胞学检查）：CCR5拮抗剂和酪氨酸激酶抑制剂可能成为肿瘤患者合并病毒感染的治疗候选药物，CCR5单抗治疗重型病毒感染已进入临床试验阶段，因此外周血CCR5可为未来临床肿瘤合并病毒感染患者抗CCR5治疗提供用药指导。

（4）外周血CD94受体（流式细胞学检查）：CD94受体在肿瘤合并病毒感染患者的细胞毒性T细胞和自然杀伤细胞中表达上调，可作为潜在治疗靶点，因此外周血CD94受体可作为CD94受体靶向拮抗治疗的监测指标。

问题63： 常用病毒检测方法的区别有哪些？

常用病毒检测方法包括：病毒核酸检测、抗原检测及抗体检测，不同检测方法其原理及特点等各不相同，可互相补充，具体见表9。

表9 病毒核酸、抗原及抗体检测对比

区别	病毒核酸检测	抗原检测	抗体检测
检测原理	采用核酸扩增检测方法检测呼吸道标本（鼻咽拭子、咽拭子、痰、气管抽取物）或其他标本中的病毒核酸。荧光定量PCR是目前最常用的病毒核酸检测方法	采用胶体金法和免疫荧光法检测呼吸道标本中的病毒抗原	ELISA法、胶体金法、化学发光法等检测血液中IgM抗体和IgG抗体
预期用途	诊断	诊断和筛查	辅助诊断
检测窗口	整个感染阶段	急性期	感染1周以后
检测靶标	病毒核酸（直接证据）	病毒结构蛋白（直接证据）	人体IgM和IgG抗体（间接证据）

续表

区别	病毒核酸检测	抗原检测	抗体检测
适用对象	确诊的首要标准。适合高风险人群筛查	①有自主抗原检测需求人员；②人员密集场所（大型企业办公楼、工地、大学等）的人员。③居家老年人和养老机构中的老年人	抗体检测一般用于病毒核酸检测阴性疑似病例的补充检测，或与病毒核酸检测联合应用。一般需要由专业人员操作，不适用于一般人群的筛查
检测速度	慢，平均2～3小时	快，约15分钟	快，约15分钟
特点	早期诊断灵敏度高、特异性强，但耗时长，成本相对较高，需专业人员操作，且对实验室环境、检测设备等要求高	操作简单、适用广泛、成本低、检测速度快，但灵敏度相对较低，存在漏检，可用于大规模筛查	对实验室要求较低，检测速度快。存在交叉反应导致假阳性，并且存在检测窗口期，发病1周内阳性率均较低。恢复期IgG抗体水平为急性期4倍或以上有回顾性诊断意义

注：PCR为聚合酶链反应；ELISA为酶联免疫吸附测定。

👩‍⚕️ **问题64**：IL-6为什么能在病毒感染后作为监测肿瘤患者身体状态的指标，甚至成为临床用药的作用靶点？

在病毒感染后如遭遇炎症风暴，很容易转为重症。所谓炎症风暴，通俗来讲就是自身免疫系统不分敌我，不仅攻击外来病毒，还会攻击自身正常的细胞。病毒性肺炎患者若发生炎症风暴，可能引发呼吸衰竭而转为重症。IL-6是诱发炎症风暴的关键因子之一，定期监测外周血IL-6表达水平变化可有效监测患者病程进展。目前IL-6已成为预测患者病毒感染后重症甚至死亡的独立危险因素，而托珠单抗作为特异性阻断IL-6受体的抗体，可通过抑制IL-6的过量释放，抑制炎症风暴的发生，目前已被美国食品药品监督管理局（FDA）批准用于某些病毒感染的治疗，我国多个病毒感染诊疗方案也推荐使用该药物。

病理学检查篇

问题65：可杀灭病毒的方法有哪些？

紫外线、高温和有机溶剂均可有效杀灭病毒，例如56 ℃持续30分钟（温度越高、所需时间越短）、75%乙醇、乙醚、过氧乙酸、含氯消毒剂、氯仿和甲醛等均可有效灭活病毒。经质量分数为3.7%的甲醛水溶液（即10%中性福尔马林）或4%多聚甲醛处理30分钟，具有较强传染性的病毒在细胞培养环境中已完全失活。

问题66：穿刺和内镜活检小标本如何处理与送检？

将穿刺或内镜活检小标本尽快放入装满10%中性福尔马林的标本瓶内（如6 mL透明西林瓶）进行固定，密封好后可用75%乙醇对标本瓶外表进行喷洒消毒，然后送检。小标本推荐固定时间不少于12小时，充分固定后病理科按常规流程进行取材。

问题67：门诊手术切除小标本如何送检与处理？

将门诊手术切除小标本尽快放入装有10%中性福尔马林的标本袋内进行固定，要求袋内福尔马林固定液体积是标本的5~10倍，密封好后可用75%乙醇对标本袋外表进行喷洒消毒，然后送检。推荐固定时间不少于12小时。充分固定后病理科按常规流程进行取材。

问题68：手术切除的根治标本如何处理与送检？

将手术切除标本尽快放入装有10%中性福尔马林的标本

袋内进行固定，因根治标本体积较大，为保证固定效果和杀菌效果，建议手术医生将根治标本间隔1 cm切开，确保标本内部得到更好的固定，要求袋内福尔马林固定液体积是标本的5~10倍。送检标本密封好后可用75%乙醇对标本袋外表进行喷洒消毒，然后送检。推荐固定时间不少于24小时。充分固定后病理科按常规流程进行取材。

问题69：术中冰冻标本如何处理与送检？

冰冻标本是新鲜未固定标本，具有一定传染性，手术室应对冰冻标本进行密封，并用75%乙醇对标本袋外表进行喷洒消毒，然后送检。在送检申请单上按院感要求做好病毒感染类型标注。冰冻取材工作人员推荐穿戴N95口罩、帽子、乳胶手套、隔离衣、鞋套及面屏，其余冰冻室工作人员推荐穿戴N95口罩、帽子和乳胶手套，具体防护措施建议结合政府疫情防控政策及医院院感要求而定。冰冻取材剩余组织及标本应尽快用10%中性福尔马林进行充分固定。

问题70：胸腹水、支气管肺泡灌洗液及痰液标本如何处理与送检？

在肿瘤患者感染病毒期间收集的胸腹水、支气管肺泡灌洗液及痰液标本具有潜在传染性，应对收集器进行密封，并对包装外表面喷洒75%乙醇消毒，然后送检。若需集中囤积定时送检，标本应暂放在2~8 ℃冰箱内保存；若运送路途较远或环境温度较高，需加冰块等做降温处理。细胞学技术人员推荐穿戴N95口罩、帽子、乳胶手套、隔离衣、鞋套及面屏，具体防护措施建议结合政府疫情防控政策和医院院感要求而定。制作的涂片放入95%乙醇固定（＞2小时），包裹的细胞块放入10%中性福尔马林中固定（＞4小时）后，可视为安全样本取出染色或脱水包埋。目前尚不清楚低乙醇浓度的液基保存液是否对病毒有足够的灭活作用，拟行液基检查的操作推荐按照相当于生物安全二级操作程序在生物安全柜内进行，具体防护措施建议结合政府疫情防控政策和医院院感要求而定。

问题71：细针穿刺标本及刷片如何处理与送检？

细针穿刺标本是指利用细针穿刺包块，抽吸细胞后直接涂片送细胞实验室检查。抽吸出的细胞同样应被视为具有潜在传染性的样本。涂片或刷片后应立即放入95%乙醇内固定。送检时，使用可分隔装片的有盖防漏容器，保证涂片完全浸泡在95%乙醇内，有防漏二次包装（自封袋），并对两层包装外表面喷洒75%乙醇消毒。所有操作人员按政府疫情防控政策和医院院感要求做好防护进行技术操作。

问题72：病理检查申请单如何处理？

对于经呼吸道和消化道传播的病毒，在患者感染期间送检的各类检查申请单可使用75%乙醇喷雾或有效氯浓度为1 000 mg/L的消毒剂喷雾消毒，也可用紫外线或56 ℃烤箱消毒30分钟（用烤箱时需密切关注纸张是否自燃，避免发生火灾）。

问题73：患者有病毒感染和无感染，其标本在脱水、包埋、切片等技术室操作流程中是否有差异？

大多无差异。大多数病理学实验室使用60～65 ℃石蜡浸润组织块，且一般持续至少2小时，同时组织在浸蜡前会使用10%中性福尔马林固定，可使病毒失活，降低感染风险。因此，按要求充分固定、包埋后的标本已不具有传染性。

问题74：患者有病毒感染和无感染，其标本的分子检测流程是否有差异？

根据检测样本类型而定。如果检测样本为石蜡标本，其属于灭活的材料，不含致病性活病毒，分子病理室的工作人员对该类标本和无病毒感染标本的处理无差异，均采取一级生物安全防护（医用外科口罩、乳胶手套、工作服，手卫生，可戴医用防护帽等）。如果检测样本为未固定的新鲜组织样本、体液样本、血液样本，因该类样本具有病毒感染和传播的风险性，故分子病理室工作人员处理该类样本和无病毒样本有差异，首先要求在二级生物安全实验室及其以上等级安全实验室进行处理，同时在整个制样过程中要特别注意防护，采用三级生物安全防护标准（N95口罩、帽子、防护眼镜、工作服、工作鞋、隔离服、橡胶手套、鞋套、连体防护服等）进行个人防护，具体根据分子实验室要求、政府疫情防控政策和医院院感要求而定。

问题75：处理病毒感染标本，工作人员如何防护？

标本接收工作人员推荐穿戴医用外科口罩、帽子及乳胶手套等；非冰冻取材工作人员推荐穿戴医用外科口罩、帽子、乳胶手套、取材衣、防水围裙、鞋套及面屏等；冰冻取材工作人员推荐穿戴N95口罩、帽子、乳胶手套、隔离衣、鞋套及面屏等，其余冰冻室工作人员推荐穿戴N95口罩、帽子和乳胶手套等。具体防护措施建议结合政府疫情防控政策及医院院感要求而定。

问题76：呼吸系统病理学表现有哪些？

人体各组织器官均广泛表达ACE2，当感染的病毒主要以ACE2为攻击点时，全身各组织器官均会出现不同程度的损伤，其中呼吸系统是主要被攻击的靶器官。呼吸道黏膜上皮细胞表面（特别是Ⅱ型肺泡上皮细胞）均观察到表达大量ACE2和其他与病毒繁殖、传播调控相关的蛋白。肺部的病毒感染可导致严重的临床症状，其肺损伤机制包括直接损伤、免疫性和血栓性调节失调、继发感染。组织病理改变表现为弥漫性肺泡损伤，包括急性期（或称渗出期）和增生期（或称机化期）。急性期（感染第1周）主要以细胞因子风暴引起肺间质和肺泡上皮细胞的剧烈炎症反应为主，后期（感染1周至数月）可能存在损伤修复、纤维增生等组织机化现象，与严重急性呼吸综合征（SARS）肺炎的病理改变类似。文献报道的病理形态学改变包括：水肿、蛋白性或纤维蛋白肺泡渗出物、上皮脱落、Ⅱ型肺泡上皮细胞弥漫性反应性增生、透明膜形成，由间质成纤维细胞增生引起的肺泡间隔增厚、炎细胞浸润（主要为CD68单核巨噬细胞斑片状浸润，CD8$^+$和CD4$^+$ T细胞、CD20细胞和MRP8/CD68细胞也有少量增加），以及套叠样新生血管、毛细血管微血栓。对需要肺移植的重症患者的肺部进行病理观察还发现肺内的楔形实变区、肺泡内纤维化灶和室间隔钙化、肺泡塌陷、肺囊肿形成、细支气管周围化生、小气道的内皮鳞状化生、中性粒细胞浸润、较大的肺动脉轻度内膜增厚。

在肺癌患者中发现的危险因素，如晚期癌症、吸烟、高龄等，都与严重的病毒性肺炎相关。文献报道，肺癌患者和病毒性肺炎患者具有相似的免疫性和炎症性病理生理改变，从而解释了肺癌患者为什么更易并发重症病毒性肺炎。肺癌患者的免疫抑制和慢性促炎性肿瘤微环境可能为病毒的复制提供了适宜的环境，同时增加了病毒性肺炎细胞因子释放综合征中发生异常炎症反应的风险。但有关肺癌伴发病毒性肺炎患者肺部病理形态学特征的文献报道极少。回顾性研究发现两名因腺癌行肺叶切除术的患者在手术时患有病毒性肺炎。病理检查显示，除肿瘤外，两名患者的肺均出现水肿、蛋白性渗出物、肺泡上皮局灶性反应性增生，伴斑片状炎细胞浸润和多核巨细胞反应，透明膜形成不明显。由于两名患者在手术时均未出现肺炎症状，故这些变化可能代表了病毒性肺炎早期阶段的肺部病理。

问题77：消化系统病理学表现有哪些？

目前，在感染病毒期间进行手术的患者较少，大多数病理改变是通过尸检、内镜活检发现。文献报告尸检大体肠道可呈正常颜色，可见明显水肿、充血，重症者可出现交替的节段性扩张和狭窄。另外，通过对部分患者进行胃肠内镜检查发现食管、胃、十二指肠、直肠黏膜上皮经苏木精-伊红染色（HE染色）未见明显损伤；食管鳞状上皮偶见淋巴细胞浸润；胃、十二指肠、直肠固有层可见大量浆细胞、淋巴细胞浸润、间质水肿，整体呈现非特异性改变。

此外，通过对三例病毒感染患者尸检发现肝脏也有部分病理改变，其中一例患者肝细胞索明显分离、血窦扩张，伴脂肪变性和局灶性坏死。另外两例肝细胞发生大面积中央坏死。肝内小静脉管壁及周围可见水肿及单核细胞、淋巴细胞浸润。在另一项研究中，尸检肝组织结果显示轻度肝窦扩张，轻度小叶淋巴细胞浸润，以及在门静脉周围和小叶中心区域的斑片状肝坏死。总体上，门静脉没有明显的淋巴细胞浸润，也没有明显的脂肪改变，研究显示中度微泡性脂肪变性，小叶和门静脉轻度活动。上述病理改变与非特异性感染、乙肝病毒性肝炎有着相似之处，也就是说，感染病毒时胃肠道和肝脏受累的组织学特征通常是非特异性的，但因缺乏来自大规模患者群体样本研究，故结果有待进一步考证。

问题78：免疫系统病理学表现有哪些？

免疫系统是除肺外该类病毒攻击的另一靶器官。对感染该类病毒的患者进行尸检病理观察发现脾脏包膜皱缩，体积明显缩小。脾脏内白髓区淋巴细胞数量明显减少，动脉周围淋巴鞘结构紊乱；红髓区巨噬细胞增生，可见吞噬红细胞和淋巴细胞现象，红髓区可见局灶性出血和片状坏死；肺门淋巴结内淋巴细胞数量较少，部分淋巴细胞坏死。免疫组织化学染色显示脾脏和淋巴结内CD4$^+$T细胞和CD8$^+$T细胞均减少。骨髓三系细胞减少，髓系和巨核系细胞减少更为明显。在免疫器官损伤方面，SARS患者的脾脏淋巴细胞损伤比该类病毒感染患者严重，主要表现为多灶性、大片的淋巴细胞坏死，巨噬细胞增生更明显。由于凝血机制异常和血管炎性病变，脾脏贫血性梗死常见。脾脏和淋巴结组织内均有大量ACE2表达，特别是巨噬细胞，这些免疫器官的病变可能为病毒的直接攻击和间接免疫损伤所致。

问题79：神经系统病理学表现有哪些？

该类病毒有可能进入中枢神经系统（可以通过免疫组织化学染色显色），但引起的组织病理学变化并不明显，也不特异。尸检大体下有些可见硬膜下血肿、动脉粥样硬化、大脑半球出血。光镜下主要表现为血管充血出血、血管周围淋巴细胞聚集、血管内血小板聚集、间质水肿、脑组织急性缺血缺氧、脑皮质神经元丧失、病灶区软脑膜炎。

问题80：泌尿生殖系统病理学表现有哪些？

感染该类病毒后急性肾损伤发生率为0.9%～29%。主要组织学光镜下改变为弥漫性近曲小管损伤、刷状缘缺失、大小不等空泡变性及碎屑状坏死。此外，还可见肾小球内皮细胞肿胀伴球囊内少量蛋白渗出、毛细血管内红血栓；偶见远端小管、集合管间质水肿及含铁血黄素颗粒沉积；肾被膜下方可见非特异性纤维化和淋巴细胞浸润。与其他致病因素（如汉坦病毒或细菌感染等）导致的损伤不同，此类病毒感染时无间质性出血和血管炎性改变。电镜检查显示肾小管上皮细胞和足细胞中带明显尖峰的病毒颗粒物簇状沉积。患者存在糖尿病和高血压等并发症时，肾损伤镜下显示肾小球特征性改变，包括结节性肾小球系膜扩张和小动脉透明质酸沉积（与糖尿病肾病有关）及中等大小动脉硬化、局部缺血。

病毒与表达ACE2受体的睾丸细胞结合，不仅破坏睾丸组织，还可能造成潜在不育。研究显示所有受病毒感染的睾丸，镜下组织学改变为广泛生殖细胞破坏和生精小管精子生成减少。此外，还可见睾丸基底膜增厚、小管周围纤维化及间质白细胞浸润、血管充血；睾丸支持细胞肿胀、空泡化和胞质稀疏；生精细胞及睾丸间质细胞凋亡增加。

问题81：内分泌器官病理学表现有哪些？

内分泌器官因含有较多ACE2受体，在该类病毒感染过程中也会受到不同程度的损伤。病毒对内分泌器官的损伤主要表现在细胞的直接损伤造成其坏死、组织周围的血管炎、动静脉血栓、细胞缺氧损伤及继发的免疫细胞聚集反应。不同的内分泌器官损伤后，其分泌的激素水平也会有相应的变化，一般表现为该器官的功能障碍。

放射影像学
检查篇

问题82：放射影像学检查方式有哪些，各有哪些优缺点？

目前针对病毒感染的放射影像学检查主要包括胸部X线和胸部CT检查。

胸部X线检查具有便捷、成本低、开展范围广泛、辐射剂量低等优点。但胸部X线检查对病毒性肺炎检出率低，不推荐其作为常规检查方式。但对于重症患者，可使用床旁X线进行检查和随访，追踪肺部病变情况。

胸部CT检查是目前针对病毒感染推荐的检查方式，对肺部病变的敏感性高，在病毒感染病程早期可以有效检出肺部的磨玻璃改变或实变病灶，还可以进行随访对比，并且有助于病毒感染和其他原因所致肺部病变的鉴别。此外，实验室检查明确有病毒感染的患者，并发肺栓塞的可能性较高，有肺栓塞相关可疑征象时可以完善CT肺动脉造影检查。

在怀疑患者有心脏或脑部相关并发症时，可以进行MRI检查。心脏MRI检查对病毒感染所致的心脏近期、远期并发症也有良好的敏感性，还可以检出亚临床的心脏功能改变。头颅MRI检查则可以提示病毒感染相关的脑炎等。

问题83：肺部肿瘤病灶和感染病灶，放射影像学如何鉴别？

通常对于已经有病毒感染临床证据的患者，建议基于胸部CT检查鉴别肺部感染和肿瘤病灶。

对于常见的肺部肿瘤病灶，胸部CT检查多见以下特征：单发或多发的实性结节及肿块、远端阻塞性肺不张及实性斑片灶、纵隔或胸膜等组织受侵、肺门或纵隔淋巴结显著增大、网状间质增厚及局限性积液等，增强CT检查有助于发现肿瘤所致的实性结节或肿块，其强化程度通常略低于肺不张、实变所致的实性病灶的强化程度。肺部转移性肿瘤的典型表现为随机分布的类圆形实性结节。部分早期的肺部肿瘤（图

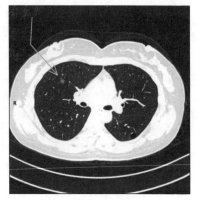

图4　早期肺部肿瘤所致磨玻璃结节CT表现（箭头所示为病灶）

4）表现为单发或多发的磨玻璃结节，与感染病灶相比，其特点是结节有较清晰的边缘，可于薄层重建中发现小血管的穿行与迂曲增粗，可能存在空泡或毛刺等特殊征象，多发时其分布多呈随机分布而非小叶中心分布。

感染病灶根据其病原体不同，胸部CT检查可见弥漫性无清晰边界的磨玻璃改变、沿细支气管血管束分布的小结节或斑片影、肺段或大叶的实变、多发的胸膜下条索影等。增强CT检查可见强化均匀的结节、实变或肺不张病灶，通常无明确的异常强化影；而且感染病灶多在较短时间内新发或与肿瘤病灶治疗后反应不一致。

肺部肿瘤患者亦常合并感染，尤其在抗肿瘤治疗后多见，所以当发现肺部有病灶时，需结合既往影像资料及感染相关实验室检查进一步明确诊断。

👨‍⚕️ **问题84：病毒感染所致肺炎与合并其他常见病原体感染所致肺炎，放射影像学如何鉴别？**

近期的病毒毒株感染所致的肺炎表现多为以双肺分布、胸膜下为主的磨玻璃影（图5），其边界不清，随病程进展密度逐渐增高，并出现小叶间隔增厚及周围网格状影，最终呈现纤维化条索影等表现，胸腔积液或淋巴结肿大较为少见。

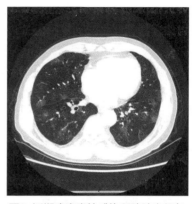

图5 近期病毒毒株感染所致肺炎征象

其他病原体感染所致的肺炎主要分为细菌性肺炎、真菌性肺炎、支原体肺炎等。其中细菌感染所致肺炎多为沿支气管血管束或叶、段或亚段分布的实性结节、斑片影，大范围的实变及渗出，可伴有胸腔积液或淋巴结肿大等征象。真菌感染所致肺炎多以化脓性炎症及凝固性坏死、肉芽肿等为特点，故其放射影像学常见表现为多发或单发实性结节伴晕征、其内空洞或低密度灶、支气管腔内黏液栓等。肺孢子菌作为肿瘤和免疫缺陷患者常见的病原体，其所致肺炎表现包括双肺向心性分布的磨玻璃密度影、铺路石征及肺囊状影。支原体肺炎在儿童与青少年中相对常见，其表现为小叶中心分布结节、磨玻璃密度影、实变影等，亦可伴支气管壁增厚、肺门及纵隔淋巴结肿大等征象。

问题85：抗肿瘤治疗与病毒感染所致肺炎与放化疗、免疫抑制剂治疗后的肺部改变，放射影像学如何鉴别？

肿瘤患者抗肿瘤治疗引起的肺部改变十分常见，且易合并病毒感染，所以在作出放射影像学结论之前必须紧密结合其相关治疗病史。

放疗所致放射性肺炎具有特征性，其放射影像学表现随治疗时间逐渐演变，在1～3个月的急性期表现多为照射野内的弥漫性渗出、实性斑片、磨玻璃密度影，分布较均匀且与放射野相匹配，还可表现为小叶间隔的增厚。慢性期表现则多为肺纤维化、局限性肺不张、胸膜粘连等。少数肺部改变可能发生于照射野外，可能与超敏反应有关，但是其随治疗时间的演变与照射野内病变较为一致。

化疗所致的肺部改变根据药物机制的不同，可呈现间质性肺炎、机化性肺炎、ARDS、局灶性肺泡出血等。间质性肺炎及机化性肺炎可表现为弥漫性肺间质增厚、肺内多形性浸润、实变及斑片影、局部纤维条索影等。而化疗药物诱发的ARDS则呈现弥漫肺性衰减值增高、网格影、双肺弥漫性分布并以重力依赖区为主的实变、斑片影，其重力依赖分布的特点与进展期的病毒性肺炎有所区别。

免疫抑制剂相关肺炎也可呈隐源性机化性肺炎、非特异性间质性肺炎、过敏性肺炎和急性间质性肺炎乃至ARDS等征象，影像特征较多变。当其呈现为最多见的隐源性机化性肺炎时，表现以实性病变、肺结节为主，可伴周围磨玻璃密度影。当其呈现为非特异性间质性肺炎时，多表现为多灶性磨玻璃密度影，与病毒感染所致肺炎影像特征较类似，但其肺部改变与免疫抑制剂的使用有明确相关性。

👨‍⚕️ 问题86：病毒感染早期的放射影像学变化有哪些？

对大部分患者而言，病毒感染所致肺炎在1周内的表现较隐匿，其放射影像学改变往往比较轻微，胸部X线检查通常无异常改变，但胸部CT检查，尤其是高分辨率、薄层重建的胸部CT检查可以清晰地显示相关改变。病毒感染早期的改变主要为以肺小叶为基本单位的磨玻璃密度影。其磨玻璃密度影与正常肺衰减差异小、边界模糊不清。其分布为双肺多发病灶或单发病灶，多位于肺外周或胸膜下，以中下肺的背段或外侧段多见。病灶多呈小叶分布，形态多为尖端指向肺门方向的楔形或扇形，也可表现为斑片状或类圆形。依据病程时间节点，病灶密度不均，最初淡薄的磨玻璃密度影亦可见网格状影。随着病变进展，病灶密度逐渐增高。在磨玻璃密度影内可见支气管血管束增粗，或伴有局部小叶间隔网格状增厚。

部分患者早期的磨玻璃密度影较浅淡，与肺内的"马赛克"灌注、坠积效应等易混淆，但高分辨率、薄层重建（层厚＜1 mm）的CT图像可清晰显示磨玻璃密度影的特征和分布，所以针对早期患者，建议采用高分辨率、薄层重建CT图像进行观察。

👨‍⚕️ 问题87：提示病毒性肺炎疾病进展的放射影像学征象有哪些？

病毒性肺炎在进展期与高峰期多有症状的加重与生命体征的恶化，其放射影像学表现逐渐由早期的局限性、多处分布的磨玻璃密度影转为大面积磨玻璃密度影，内部密度增高并有部分实性改变、铺路石征、小的实变或结节影、小叶间隔增厚等。总体而言以病灶范围的增大和病灶透光度的进一步降低、融合为特征。

在病毒感染高峰期则出现较大面积的胸膜下实变和周围磨玻璃影，可呈现晕轮征（图6）。而且由于病毒感染毒株的演变，在目前的毒株感染高峰期胸腔积液和纵

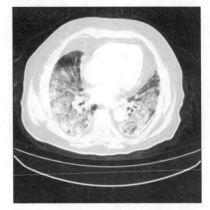

图6 双肺弥漫性实变及磨玻璃影征象

隔淋巴结肿大都极为罕见，与早期的毒株引起的肺部表现有所差异。通常情况下间隔4～7天的CT复查可以有效地监测患者病程变化，同时根据患者生命体征改变及时行CT检查可以及时判断病毒性肺炎是否进展。

问题88：提示病毒性肺炎好转或痊愈的放射影像学征象有哪些？

病毒性肺炎吸收期主要特征为炎性病灶的减少和机化，其放射影像学表现主要为磨玻璃影、实变影的逐渐吸收，病变范围缩小。

中型或更严重的病毒感染患者原病变范围内可能残留实性条索影及磨玻璃影，局部可有细支气管扩张或邻近胸膜增厚、牵拉；轻型病毒感染患者病灶则有可能完全吸收。肺部无基础疾病患者或青少年患者病灶完全吸收的可能性更大。

但对于部分轻型病毒感染患者，病灶吸收后的表现可能

与一些肺部基础疾病难以鉴别，包括非特异性肺纤维化、慢性支气管炎、肺结核等基础疾病，对比病毒感染前的旧片有助于判断是否为病毒性肺炎所致表现。

问题89：提示患者有严重并发症的放射影像学征象有哪些?

大部分出现严重肺部表现的患者，在症状出现后2周内甚至更早时间即可发展为危重症。重型和危重型病毒感染患者胸部放射影像学检查中常发现的严重并发症包括ARDS、肺水肿、心肌损伤等。ARDS在初期表现为边缘模糊的肺纹理增多，继之出现迅速进展的斑片状以至融合成大片状的磨玻璃或实变浸润影，并且以双肺重力依赖区的弥漫性实变为主。此外，患者出现迅速进展的肺水肿征象，包括弥漫性网格状小叶间隔增厚、向心性磨玻璃斑片影和实变影，或出现心包及胸腔积液时，需要警惕心肌损伤或心功能不全。对于有蒽环类、抗Her-2类药物应用史的患者，本身就需要在抗肿瘤治疗后定期复查心脏MRI，如在治疗期间合并病毒感染，即使胸部放射影像学没有明确的重症表现，也建议及时完善心脏MRI检查以进一步诊断。

超声诊疗篇

👨‍⚕️ 问题90：超声诊疗的临床价值是什么？

超声作为临床最常用的影像学检查方法之一，能够快速、便捷地为患者进行全身多系统、多脏器的检查，为临床迅速判断病情、及时制订诊疗策略提供丰富的信息。同时由于超声设备移动性强，甚至有便携式设备，因此可为重症患者提供床旁检查，进一步方便临床医生和患者。另外，超声检查无创无辐射，可以多次、重复检查，是一种非常好的动态监测病情变化的工具。

👨‍⚕️ 问题91：是否可行超声检查？

肿瘤患者在合并病毒感染后，如为轻型或无症状病毒感染，通常可行常规超声检查。如有明显不适需要对症处理或病情严重需要积极治疗，应由医生根据诊疗需求和医疗规范对超声检查进行适当的选择和安排，必要时需在多学科讨论后再行决策。

👨‍⚕️ 问题92：可行的超声检查有哪些？

超声检查项目很多，各项目的具体要求、检查方法和检查目的也各不相同。肿瘤患者在感染病毒期间，如为轻型或无症状病毒感染，可以正常进行腹部超声、头颈部超声、心血管超声、乳腺超声、妇科超声、肌骨超声、胃肠超声等常规项目的检查。如需行与病毒感染病情评估相关的超声检查，则应由相关专科医生根据临床具体情况进行选择。

👨‍⚕️ 问题93：出现哪些症状时需要及时行超声检查？

肿瘤患者在病毒感染期间，如出现心慌、心悸、胸闷、气短、胸痛、腿部肿胀等症状，需及时就诊，此时可能需要进行超声心动图及胸腔积液、下肢血管（尤其是静脉）等相关超声检查。心慌、心悸、胸闷、气短、胸痛等症状提示病变可能累犯心、肺，利用超声心动图、心电图、胸部CT检查、心肌酶谱等影像学、电生理和实验室检查可以有效排查病因，争取早诊断、早治疗，尽量避免向重症发展。病毒感染可能增加血栓形成的风险，而肿瘤患者本身又是血栓形成的高风险人群，因此，如出现腿部肿胀等症状，尤其是持续不消或进行性加重时，需高度警惕深静脉血栓可能，此时应及时进行相应部位的血管超声检查，排查病因。同时，患者应避免剧烈活动或重体力劳动，以免血栓脱落造成肺栓塞等严重并发症。

👨‍⚕️ 问题94：在超声检查及超声介入诊疗前需做的准备有哪些？

肿瘤患者在病毒感染期间，可做如下准备：①进行常规超声检查前需自测体温，如体温＞38.5°，建议退热后再行超声检查；②准备N95口罩；③老年患者、行动不便的患者及有感染相关症状的患者应由家属陪同；④通常建议就近就诊和检查，此时应携带既往检查资料以资对比；⑤不得隐瞒与病毒感染相关的症状、体征，以免误导医生作出不合适的决策。病毒感染的肿瘤患者如发生肿瘤急症，则无须特殊准备，需及时就诊并尽量就近诊治。

问题95：行超声检查的注意事项有哪些？

肿瘤患者在病毒感染后进行常规超声检查时应注意以下几点：①全程佩戴N95口罩；②如有持续性咳嗽或刺激性咳嗽可能影响检查顺利进行者，应先对症处理；③咳嗽、咳痰时应避免正对医护人员或其他患者、家属，防止交叉感染；④注意保暖；⑤口干、咽痛患者可适量饮水（适量饮水对空腹超声检查无影响）；⑥候诊期间或检查期间如有不适及时告知医护人员。

问题96：肿瘤患者合并重型病毒感染后，可能需做的超声检查或超声介入诊疗有哪些？

肿瘤患者合并重型病毒感染时，可能需做超声心动图检查以评估心脏功能、了解心包积液情况；可能需做胸腔、肺部超声检查以了解胸腔积液和肺部病变情况；可能需做血管超声检查以评估是否存在血栓。如发现心包积液、胸腔积液对心脏和肺产生压迫，经临床评估需行引流者，可在超声引导下实施穿刺置管引流。

问题97：病毒损害心脏的方式有哪些？病毒性心肌炎的超声表现有哪些？

病毒感染人体后，可能以下列几种方式累及心脏：①病毒直接侵犯心脏；②感染后人体产生的免疫反应导致心脏受损；③感染引起肝、肺、肾等其他重要脏器的功能异常，继而间接导致心功能受损；④病毒感染引起的症状处理不及时，导致机体内环境紊乱，从而导致心脏受损，例如反复呕吐、腹泻未及时处理可能发生低血容量休克、电解质紊乱，这些因素都可以损害心功能，产生心律失常、心搏骤停等严重后果。

病毒感染后发生的心肌炎在超声心动图上无特异性表现，不能作为确诊的金标准。病毒性心肌炎在超声上的表现可能有：①室壁运动异常，一般为弥漫性室壁运动减低，偶见节段性室壁运动异常，甚至反向运动，形成室壁瘤样改变；②心脏收缩与舒张功能受损；③室壁增厚，心肌及间质水肿可导致室壁增厚、心脏重量增加，以室间隔及左心室壁增厚较常见，随着心肌炎症和水肿减轻，在动态观察中可见室壁厚度下降；④心脏扩大，左、右心均可受累，以左心扩大更为多见。

即便如此，超声心动图仍然是重型病毒感染患者尤其是怀疑心脏受累患者必要的检查之一。通过观察心脏形态、结构、功能的变化，并检测血流动力学指标等，结合病史和临床表现，可为心肌炎或其他方面的心脏异常的临床诊断提供依据，也是一种动态观察病情变化和疗效评估的影像学监测手段。肿瘤患者如果在感染病毒前已行超声心动图检查，当感染病毒后再次行超声心动图检查时，既往资料和数据可作为诊断的参考。因此，建议就诊时出示既往的检查报告，以便接诊医生更好地判断病情。

问题98：可疑肺栓塞时可做哪些超声检查？

肿瘤患者（特别是长时间卧床的患者）本身即是血栓的高危人群，病毒感染更是增加了血栓形成的风险，因此，需警惕肺栓塞。突然发生的胸痛、呼吸困难、心慌、气短等症状都可能是静脉血栓脱落导致肺栓塞的临床表现，需要及时就诊、检查和处理。四肢静脉超声检查、腔静脉超声检查可了解有无深静脉血栓形成；超声心动图检查可了解右心腔、肺动脉主干及左右分支内有无栓子存在，同时了解房室腔尤其是右心的大小变化，检测右心功能，估测肺动脉收缩压，了解三尖瓣反流程度等。在少数情况下超声可以直接看到肺动脉腔内或右心腔内的血栓栓子，在多数情况下超声可以看到肺栓塞造成的心脏继发性改变。

🧑‍⚕️ 问题99：进行常规血管超声检查是否有必要？

肿瘤患者是血栓的高危人群，而病毒感染人体后可以通过多种机制引起血栓，可能的机制包括：①长时间卧床，血流速度减慢；②感染后可诱发细胞因子风暴及血管内皮损伤，同时导致血凝亢进与纤维蛋白溶解受抑制；③某些药物的应用可能影响凝血功能。尽管如此，肿瘤患者感染病毒后，如为轻型或无症状病毒感染，通常无须常规进行血管超声检查；能保证一定活动度的患者通常也无须常规进行血管超声检查；而在感染前即存在静脉血栓的患者，可以考虑在不增加其他风险、不加重已有病情的情况下复查血栓，但并非必需。是否进行血管超声检查，应咨询专科医生或遵医嘱，如果新出现肢体肿胀等症状，或者既往血栓引起的症状有所加重，则应考虑行血管超声检查，此时应遵医嘱。

🧑‍⚕️ 问题100：超声心动图观察要点有哪些？

首先按照常规进行超声心动图检查，在此基础上可重点观察：①室壁厚度和回声强弱，判断有无心肌水肿表现；②室壁运动情况，包括运动幅度和协调性，进一步评价心脏收缩与舒张功能；③心脏是否扩大；④心腔内是否存在血栓；

⑤是否存在心包积液；⑥发现异常的患者在治疗后，复查时重点了解异常声像是否发生变化，以评估疗效或判断转归。

问题101：合并病毒感染的肿瘤患者中，需要行肺部超声检查的有哪些？

对于不宜搬动的重症患者、不宜接受放射线暴露的患者（孕妇、儿童）及因特殊情况无法进行胸部CT检查的患者，均可进行肺部超声检查。目前，肺部超声检查不仅能够评估胸腔积液情况，还广泛应用于肺实质检查、急性呼吸困难病因鉴别、新生儿呼吸窘迫综合征严重程度判断等。肺部超声检查能够在患者床旁进行，能够实时、无创、可重复性、动态观察患者肺部情况，并且无放射线暴露，可相对减少诊断随访过程中的交叉感染风险。肺部超声检查结合患者流行病学史及临床症状可作为病毒感染的初筛及密切随访的影像学手段。

问题102：实施肺部超声检查的方法和要点是什么？

肺部超声检查主要以肋间扫查为主，通常按照病毒感染好发部位，从后至前、从右至左、从下至上依序扫查，也可沿肋间隙层层扫查，以防遗漏病变。肺部超声检查操作步骤可采用BLUE方案，即对上蓝点、下蓝点、膈肌点、PLAPS点及后蓝点部位进行扫查，双侧肺脏共 10 个点。上、下蓝点：双手平放前胸壁、拇指交叉重叠，上方手小指紧靠锁骨下缘、指尖置于胸骨正中线，下方手小指所在位置相当于肺下缘的前缘（膈线），双手覆盖的区域相当于一侧肺脏的区域，上方手第 3、第4掌指关节所对应的点即为上蓝点，下方手掌心所对应的位置即为下蓝点。膈肌点：膈线（下方手小手指边缘所对应的线为膈线）与腋中线的交点。PLAPS点：下蓝点水平向后的延长线与腋后线的交点。后蓝点：背侧肩胛下线与脊柱旁线所围成的区域。

问题103：肺部超声表现有哪些？

病毒主要累及呼吸系统，肺泡间质综合征是其主要的病理改变，相应的超声征象为肺部B线逐渐增多并可呈融合状，形成"白肺"，此过程常伴不同程度的胸膜线增厚、破损及肺实变，但胸腔积液和孤立的无肺泡间质综合征的肺实变不常见。其肺部超声影像特征主要包括：①胸膜改变，表现为不同程度增厚和不规则；②渗出、浸润、磨玻璃影，超声表现为不同程度的B线、融合B线，局灶性或弥漫性分布；③胸膜下方小实变；④大片实变、组织样征、支气管充气征；⑤胸腔积液少见；⑥可发现肺部多个部位异常征象；⑦早期和轻型病毒感染患者以局灶性B线为主，进展期和危重型病毒感染患者以肺泡间质综合征为主，康复期多存在纤维化，表现为胸膜线增厚、不规则，伴B线，少数可恢复正常A线；⑧病变位于深层，未累及胸膜时，超声检查存在局限性。

问题104：合并病毒感染的肿瘤患者，超声评估其肺部疾病严重程度的要点有哪些？

早期或轻型病毒感染患者的病变多为局灶性肺间质浸润，超声可于病变部位发现局部胸膜增厚粗糙，后方伴离散型B线，提示肺间质炎症。进展期患者可见多个肺叶的肺间质和肺泡浸润，超声表现为多发局灶性B线，其中离散型B线提示肺间质浸润，融合型B线提示肺泡浸润，后者胸膜滑动进一步减弱，提示该处肺通气变差。重型病毒感染或危重型病毒感染患者可出现不同程度的肺实变，肺叶呈组织样回声，伴碎片征或支气管征，提示肺泡塌陷，通气量进一步降低。

问题105：可行的超声介入诊疗项目有哪些？

肿瘤患者合并病毒感染后，轻型或无症状病毒感染者可行超声引导下甲状腺穿刺活检、淋巴结穿刺活检、乳腺穿刺活检、盆腹部穿刺活检及胸腹腔积液置管引流、心包积液置管引流等超声介入诊疗项目。而当存在以下情况时，超声引导下的介入诊疗需暂缓：①肺穿刺活检、胸膜穿刺活检等可能损伤呼吸系统的介入诊疗；②频繁咳嗽、刺激性咳嗽的患者暂不进行甲状腺穿刺活检或颈部危险区域、微小病变的穿刺活检，以免损伤气管、血管或神经；③有严重心脑血管疾病、呼吸系统疾病的患者暂不进行各项超声介入诊疗，确需进行超声介入诊疗者应由专科医生充分评估其必要性和安全性；④有器官功能不全或功能异常者暂不进行超声介入诊疗，除非该超声介入诊疗有助于改善病情，并已由专科医生评估其必要性和安全性；⑤暂不进行各种消融治疗。

中医治疗篇

问题106：中医如何看待肿瘤患者的病毒感染？

病毒感染属中医"疫病""寒湿疫"等范畴，外在病因是感受疫戾之气，内在因素是正气不足、卫外失固，病位主要在肺。尽管病毒易出现多种变异株，根据各地气候等不同，结合全国各地相关防治方案及中医名家观点来看，湿邪或寒湿之邪是致病的主要因素，或夹杂热、毒、痰、瘀等其他因素，起病隐匿，起始症状多数温和，但是传变迅速，易生变证，缠绵难愈，恢复期较长。

老年人是肿瘤合并病毒感染的主要罹患人群，与正气不足、脏腑虚损、气血不畅相关；或合并其他基础疾病及在手术、放化疗期间免疫力下降、正气耗伤，更易感受疫戾之气而致病；特别是感邪后病情容易传变，迅速加重，预后更差。因此，肿瘤患者应尽量避免病毒感染，或者待病毒致病力下降后延后感染，感染者应尽早积极治疗，避免变生他证和继发重症。

问题107：肿瘤患者如何采用中医中药预防或者延缓病毒感染？

中医讲究"未病先防"，肿瘤患者预防或延缓病毒感染主要做到"虚邪贼风，避之有时"，即首先隔离传染源疫戾之气；其次做好个人防护，包括佩戴口罩、勤洗手、室内勤通风和避免聚集等。

采用艾叶、石菖蒲等中药煎汤熏蒸房间，或佩戴藿香、苍术等芳香化湿药物制成的香囊，以芳香避秽解毒。香囊方：藿香10 g，艾叶10 g，苏叶10 g，石菖蒲10 g，青蒿10 g，川芎6 g，白芷6 g，苍术6 g，贯众6 g，草果6 g。香囊随身佩戴或放于枕边、案头、车内，也可悬挂于室内，可用2~3周。

药枕可"闻香祛病"，作用于气道鼻窍，通过改善局部循环、调节机体免疫功能而防治疾病。药枕方：苏叶、藿香、佩兰、石菖蒲、青蒿、薄荷、荆芥、防风各60 g，川芎、羌活、贯众、白芷各30 g，上述药物共研粗末，装入40 cm×50 cm白布袋中，当枕头用，可用2~3月。

👨‍⚕️ **问题108：肿瘤患者采用中医中药预防或者延缓病毒感染的理论依据是什么？**

中医强调"正气存内，邪不可干""邪之所凑，其气必虚"，认为感染邪毒是正气不足造成的。保养正气的方法包括以下几点：

（1）饮食有节，起居有常：做到生活起居有规律，顺应气候变化，及时添减衣被，调节室内温度，保证充足睡眠。

（2）精神调摄：注意调七情和五志，避免情绪过激，保持精神内守，达到"恬淡虚无，真气从之，精神内守，病安从来"的目的。

（3）形体调养：根据个人情况酌情选择练习八段锦、太极拳、五禽戏、导引按摩、易筋经等传统功法，调养形体，顾护人体正气，加强御邪的能力。

（4）中医中药预防：可针对足三里、关元、气海等穴位，采用按压、灸法以达到强身健体和防病祛疾的作用。

👨‍⚕️ **问题109：肿瘤患者如何采用中医中药早期治疗病毒感染？**

中医治未病思想强调"既病防变"，肿瘤患者罹患病毒感染，应当暂停抗肿瘤攻邪治疗，尽早治疗病毒，或者兼顾肿瘤，以抗毒治疗为主，需重点防止传变、变生重症。中医辨证应遵照国家卫生健康委员会《新型冠状病毒感染诊疗方案（试行第十版）》结合各地气候、环境和患者体质辨证施治，川渝地区可参照《四川省新型冠状病毒肺炎中医药防控技术指南（第十一版）》。

如从六经辨证出发，病毒感染初期多属太阳病，虽以寒湿为主，但邪气亦可因人的体质等因素而发生变化，或以寒湿为主，或兼湿热，或兼正虚。湿热证可从少阳论治，或以柴胡桂枝汤治疗太阳少阳合病，或以小柴胡汤治疗单纯少阳病。肿瘤患者大多为老年人群，且在抗肿瘤治疗后多存在正气亏虚，感染初、中期邪气多在卫气分，在清解宣透的同时应兼顾保护人体正气，不可攻伐太过，犯虚虚实实之戒，亦不可过度补益，谨防闭门留寇。

👨‍⚕️ **问题110：肿瘤患者如何采用中医特色技术治疗病毒感染相关症状？**

肿瘤患者发生病毒感染后可采用中医熏蒸特色治疗方法改善恶寒、鼻塞、流涕、咽干或咽痛等症状，进而起到祛邪御毒的作用。

熏蒸处方：荆芥15 g，防风15 g，桔梗12 g，苏叶15 g，藿香15 g，青蒿10 g，薄荷15 g，川芎15 g，羌活15 g，白芷12 g，板蓝根15 g，金银花15 g，黄芩12 g，甘草5 g。

此外，还可采取中医刮痧，通过刺激经络腧穴，激发脏腑功能，起到通阳解表、通经祛邪作用。刮痧可以选择风池、风门、天柱、大椎、肺俞、华佗夹脊等穴位。

问题111：肿瘤患者如何采用中医中药治疗减轻病毒感染病情？

肿瘤患者往往脏腑虚损、正气不足、气血失畅，或合并基础疾病，感染疫疠邪气后容易出现传变，病情迅速加重。治疗应围绕"急则治标"和"缓则固本"两方面，及时辨清疾病状态、类型及病势缓急，处理好正邪关系，抓住疫病的主要症状和核心病机，注重调节机体整体状态。应尽早、尽快用药，可联合中药口服、针灸、穴位贴敷等治疗手段，必要时可选用急救中药制剂，减少重症及危重症的发生率。

在肿瘤患者合并病毒感染病程中，或因抗肿瘤治疗，素体脾胃虚弱，内生湿滞，或因感疫戾之气，寒湿困脾，脾失健运，水湿运化无力、气血生化乏源，故而在治疗过程中，尤当顾护脾胃，注重化湿、醒脾、健胃及调畅三焦气机，以使脾胃得健、气血得充，利于机体御邪，方剂可以选择六君子汤、藿香正气散等加减。

此外还可采用穴位贴敷的方法，预防上呼吸道病毒感染发生传变。通过穴位刺激激发脏腑潜能，并配合药物透皮吸收发挥宣肺化痰和预防病邪传变入里为重症。可选穴位：涌泉、大椎、肺俞、神阙。处方：百部、麻黄、杏仁、细辛等分共研细末备用，以生姜3 g捣烂，合2 g药末，加蜂蜜或蛋清调为糊状。疗程：每贴6～8小时，每天1次，5天为1个疗程。

问题112：病毒转阴后，肿瘤患者如何进行中医康复?

中医认为寒湿疫邪袭表困脾后，壅滞于肺，以表虚邪实、肺脾不足、气阴两虚、三焦失和为病理特征。症状表现为：乏力、头痛、纳差、咳嗽、咽痛、味觉异常、口干、口苦、咽干、胸闷、气急、憋气、气喘、肌肉酸痛、便溏、便秘等。在病毒转阴后，肿瘤患者的中医康复可以采用中医辨证施治和中医传统康复治疗技术。

（1）中医辨证施治

肺脾气虚证。临床表现：气短，倦怠乏力，纳差、呕恶，痞满，大便无力，便溏不爽。舌淡胖，苔白腻。推荐处方：法半夏9g，陈皮10g，党参15g，炙黄芪30g，炒白术10g，茯苓15g，广藿香10g，砂仁6g（后下），甘草6g。

气阴两虚证。临床表现：乏力，气短，口干，口渴，心悸，汗多，纳差，干咳少痰。舌红少津，脉细或虚无力。推荐处方：南沙参10g，北沙参10g，麦冬15g，西洋参6g，五味子6g，生石膏15g，淡竹叶10g，桑叶10g，芦根15g，丹参15g，生甘草6g。

寒饮郁肺证。临床表现：痒咳或阵咳、呛咳、夜咳，遇冷加重，过敏而发，白痰难咳，苔白腻，脉弦紧。推荐处方：射干9g，炙麻黄6g，干姜10g，紫菀12g，款冬花12g，五味子9g，法半夏9g，前胡12g，百部12g，苏子9g，葶苈子12g，川贝粉6g（冲服）。

（2）中医传统康复治疗技术：评定患者呼吸困难程度、有氧运动能力、功能性步行能力、上下肢力量、抑郁或焦虑状态的影响。可以采用呼吸功能训练、气道廓清技术、躯体功能锻炼、心理疏导，采用中药敷贴、熏蒸、熏洗、足浴、艾灸、蜡疗、针灸、推拿调整脏腑状态，以及传统功法导引锻炼（如八段锦、太极拳）等，还有五音疗法、药膳调理等传统中医技术可有效改善其有氧能力、肢体力量和消除抑郁或焦虑状态，以及恢复体质和达到功能康复。

问题113：在合并病毒感染的不同病程阶段，对于肿瘤患者可采用哪些中医外治法？

中医外治法可全程应用于病毒感染的肿瘤患者，在不同阶段采取不同的方法。

感染之初，如果以鼻塞、头疼、高热、身痛为主要表现，中医辨证为疫毒侵袭肺卫，可按压太阳、头维、迎香、风池、合谷、阿是穴等缓解头痛；对身体进行推拿、按摩可以缓解肌肉酸痛。发热患者可以药浴及足浴，促进发汗退热，药浴时间不宜过久，同时需要注意饮水。70岁以上老人及有心血管疾病者、身体虚弱者、有出血倾向者、皮损者均不宜药浴。

感染中期，如果以咳嗽、痰多等症状为主，中医辨证为痰湿蕴肺。中药熏蒸雾化：竹沥15 g，化橘红12 g，薄荷12 g，陈皮12 g，以水500 mL熬制30分钟，薄荷在最后5分钟加入，药液熬制好过滤，过滤液加入加湿器、家用雾化仪中使用，可以润喉止痒、止咳化痰。如果出现腹泻，可予以艾灸，选穴：神阙、关元、气海、足三里。如果发生严重腹泻，建议每天艾灸2～3次，每次30分钟。腹泻停止或出现便秘，需停止艾灸。

感染末期以干咳、气短、心悸、口干、乏力为主要症状，中医辨证为气阴两虚。内服药物益气养阴生津治疗，中医外治法以药物熏蒸雾化为主，在体力有所恢复后，可逐步开始太极拳、八段锦、易筋经等锻炼，但活动量不宜偏大，应以不感到疲倦和不出现劳累为准。

问题114：合并病毒感染的肿瘤患者如何做好个人调护？

肿瘤患者本身抵抗力差，接受抗病毒治疗后机体进入恢复阶段，正气未复，仍可能存在余邪未尽，或伏毒内生，正虚邪恋等情况。在病毒感染后的"瘥后防复"方面，个人调护尤其重要，需做好以下几方面：

防新发：疫病恢复期患者正气不足，腠理疏松，卫气不固，易复感新邪导致病发，故而应注重适寒温，顺应四时之气。

防食复：《伤寒论》载"以病新差，人强与谷，脾胃气尚弱，不能消谷，故令微烦，损谷则愈"，饮食上最好禁酒少肉，适食米面谷食及水果蔬菜等清淡之品，提倡饮食多样化，增加优质蛋白质摄入，多饮水，以滋养脾胃，顾护后天之本。可以选择薏米山药红枣粥、生黄芪15 g或西洋参片3～5片沸水冲泡频服。此外，失眠者可用百合15 g，龙眼肉15 g，薏米100 g熬粥，加入红糖，每天适量服用。大便溏泄者可用薏米30 g，茯苓15 g煎煮取汁，加粳米50 g煮粥食用。

防劳复：《诸病源候论》载"夫病新瘥者，血气尚虚，津液未复，因即劳动，更成病焉"，恢复期患者气血尚未调和，应避免体力过劳耗伤气血及劳神，建议以静养为主，辅以适度的功能锻炼，根据患者情况选择适宜的中医运动功法促进康复，如六字诀、太极拳、八段锦、五禽戏等，锻炼时以不感劳累为度。

情志康复：情志的波动起伏与病情的变化有密切关系，肿瘤患者存在肿瘤、病毒感染的双重打击，更易产生紧张、焦虑、抑郁等负性情绪，容易过度关注自身症状变化。可通过言语开导、释疑解惑、移情易性、听五行音乐、正念冥想等方法指导患者调节好心态，正确对待疾病，清净养神。

问题115：合并病毒感染的肿瘤患者，采用中医特色护理的注意事项有哪些？

肿瘤患者合并病毒感染后可以通过辨证施护，实施穴位贴敷、耳穴贴压、推拿按摩、刮痧等中医护理操作改善患者症状，促进康复。实施中医护理操作注意事项有：①做好解释工作，向患者介绍中医护理的目的、可能出现的反应和配合注意事项，了解患者的疼痛耐受程度、女性患者是否处于月经期等；②根据肿瘤病理类型及证型辨证选穴，选取穴位的数量不宜太多，以4~6个为宜；③实施中医护理操作穴位定位要准确，可用穴位探棒探查，以出现酸麻胀感来确定穴位；④在穴位敷贴和耳穴贴压实施期间，注意观察有无胶布过敏现象；⑤告知患者实施操作后的注意事项；⑥避免在肿瘤包块位置实施操作，以免导致肿瘤破溃；⑦注意评估疗效和观察有无不良反应；⑧操作者做好个人防护，避免交叉感染。

[1]中国抗癌协会肿瘤支持治疗专业委员会,中国抗癌协会肿瘤临床化疗专业委员会.新型冠状病毒肺炎疫情期间实体肿瘤患者防护和诊治管理相关问题中国专家共识(2022版)[J].中华肿瘤杂志,2022,44(10):1083-1090.

[2]BASSE C,DIAKITE S,SERVOIS V,et al.Characteristics and outcome of SARS-CoV-2 infection in cancer patient[J].JNCI Cancer Spectr,2021,5(1):1-10.

[3]NAKAMURA S,KANEMASA Y,ATSUTA Y,et al.Characteristics and outcomes of coronavirus disease 2019 (COVID-19) patients with cancer:a single-center retrospective observational study in Tokyo,Japan[J].Int J Clin Oncol,2021,26(3):485-493.

[4]ZHANG H,HAN H,HE T,et al.Clinical characteristics and outcomes of COVID-19-infected cancer patients:A systematic review and meta-analysis[J].J Natl Cancer Inst,2021,113(4):371-380.

[5]MILEHAM K F,BRUINOOGE S S,AGGARWAL C,et al.Changes Over Time in COVID-19 Severity and Mortality in Patients Undergoing Cancer Treatment in the United States:Initial Report From the ASCO Registry[J].JCO Oncol Pract,2022,18(4):e426–e441.

[6]RHEE C,KANJILAL S,BAKER M,et al.Duration of severe acute respiratory syndrome coronavirus 2 (SARS-CoV-2) infectivity:When is it safe to discontinue isolation?[J].Clin Infect Dis,2021,72(8):1467-1474.

[7]中华人民共和国国家卫生健康委员会办公厅,中华人民共和国国家中医药管理局综合司.新型冠状病毒感染诊疗方案（试行第十版）[J].中国医药,2023,18(2):161-166.

[8]CURIGLIANO G,BANERJEE S,CERVANTES A,et al.Managing cancer patients during the COVID-19 pandemic:An ESMO multidisciplinary expert consensus[J]. Ann Oncol,2020,31(10):1320–1335.

[9]BRANDES A A,NUNNO V D.How to face cancer treatment in the COVID-19 era[J].Expert Rev Anticancer Ther,2020,20(6):429-432.

[10]中国疾病预防控制中心新型冠状病毒肺炎应急响应机制流行病学组.新型冠状病毒肺炎流行病学特征分析[J].中华流行病学杂志,2020,41(2):145-151.

[11]LIU C,ZHAO Y,OKWAN-DUODU D,et al.COVID-19 in cancer patients:risk,clinical features,and management[J]. Cancer Biol Med,2020,17(3):519-527.

[12]WU Z,MCGOOGAN J M.Characteristics of and Important Lessons From the Coronavirus Disease 2019 (COVID-19) Outbreak in China:Summary of a Report of 72314 Cases From the Chinese Center for Disease Control and Prevention[J].JAMA,2020,323(13):1239-1242.

[13]GUAN W J,NI Z Y,HU Y,et al.Clinical Characteristics

of Coronavirus Disease 2019 in China[J].N Engl J Med,2020,382(18):1708-1720.

[14]CHEN N,ZHOU M,DONG X,et al.Epidemiological and clinical characteristics of 99 cases of 2019 novel coronavirus pneumonia in Wuhan,China:a descriptive study[J]. Lancet,2020,395(10223):507-513.

[15]TIAN Y H,QIU X W,WANG C X,et al.Cancer associates with risk and severe events of COVID-19:A systematic review and meta-analysis[J].Int J Cancer,2021,148(2):363-374.

[16]DAI M Y,LIU D B,LIU M,et al.Patients with Cancer Appear More Vulnerable to SARS-CoV-2:A Multicenter Study during the COVID-19 Outbreak[J].Cancer Discov,2020,10(6):783-791.

[17]SPENCER K,JONES C M,GIRDLER R,et al.The impact of the COVID-19 pandemic on radiotherapy services in England,UK:a population-based study[J].Lancet Oncol,2021,22(3):309-320.

[18]TECKIE S,ANDREWS J Z,CHEN W C,et al.Impact of the COVID-19 Pandemic Surge on Radiation Treatment:Report From a Multicenter New York Area Institution[J].JCO Oncol Pract,2021,17(9):e1270-e1277.

[19]AMERI A,AMERI P,RAHNAMA N,et al.Low-Dose Whole-Lung Irradiation for COVID-19 Pneumonia:Final Results of a Pilot Study[J].Int J Radiat Oncol Biol Phys,2021,109(4):859-866.

[20]HESS C B,NASTI T H,DHERE V R,et al.Immunomodulatory

Low-Dose Whole-Lung Radiation for Patients with Coronavirus Disease 2019-Related Pneumonia[J].Int J Radiat Oncol Biol Phys,2021,109(4):867-879.

[21]SANMAMED N,ALCANTARA P,CEREZO E,et al.Low-Dose Radiation Therapy in the Management of Coronavirus Disease 2019 (COVID-19) Pneumonia (LOWRAD-Cov19):Preliminary Report[J].Int J Radiat Oncol Biol Phys,2021,109(4):880-885.

[22]JACKSON M R,STEVENSON K,CHAHAL S K,et al.Low Dose Lung Radiation Therapy for COVID-19 Lung Disease:A Preclinical Efficacy Study in a Bleomycin Model of Pneumonitis[J].Int J Radiat Oncol Biol Phys,2022 , 112(1):197-211.

[23]孙显松,侯晓荣,刘晓明,等.新型冠状病毒肺炎疫情防控期间放疗科的应对策略与思考[J].协和医学杂志,2021,12(1):9-12.

[24]韩亚楠,曲宝林,黄玉荣,等.新冠肺炎疫情期间开展门诊放疗流程防控管理有效措施探究[J].实用肿瘤杂志,2022,37(1):82-86.

[25]杨蕴一,孙宇晨,韩亚轩,等.新型冠状病毒感染疫情下肿瘤放射治疗患者的管理策略[J].西安交通大学学报(医学版),2020,41(6):945-949.

[26]李晔雄.肿瘤放射治疗学[J].5版.北京:中国协和医科大学出版社,2018.

[27]MARINGE C,SPICER J,MORRIS M,et al.The impact of the COVID-19 pandemic on cancer deaths due to

delays in diagnosis in England,UK:a national,population-based,modelling study[J].Lancet Oncol,2020,21(8):1023-1034.

[28]MITRA S,SIMSON D K,KHURANA H,et al.Treatment Delay during Radiotherapy of Cancer Patients due to COVID-19 Pandemic[J].Asian Pac J Cancer Prev,2022,23(7):2415-2420.

[29]AAORO M,LYMAN G H,BOKEMEYER C,et al.Supportive care in patients with cancer during the COVID-19 pandemic[J].ESMO Open,2021,6(1):1-11.

[30]XU W X,PIPER-VALLILLO A J,BINDAL P,et al.Time to SARSCoV-2 clearance among patients with cancer and COVID-19[J].Cancer Med,2021,10(5):1545-1549.

[31]DAO T L,HOANG V T,GAUTRET P.Recurrence of SARSCoV-2 viral RNA in recovered COVID-19 patients:a narrative review[J].Eur J Clin Microbiol Infect Dis,2021,40(1):13-25.

[32]EL-BOGHDADLY K,COOK T M,GOODACRE T,et al.SARSCoV-2 infection,COVID-19 and timing of elective surgery:A multidisciplinary consensus statement on behalf of the Association of Anaesthetists,the Centre for Peri-operative Care,the Federation of Surgical Specialty Associations,the Royal College of Anaesthetists and the Royal College of Surgeons of England[J].Anaesthesia,2021,76(7):940-946.

[33]ABDULLAH F,MYERS J,BASU D,et al.Decreased severity of disease during the first global omicron variant covid-19 outbreak in a large hospital in tshwane,south africa[J].Int J

Infect Dis,2022,116:38-42.

[34]EL-BOGHDADLY K,COOK T M,GOODACRE T,et al.Timing of elective surgery and risk assessment after SARS-CoV-2 infection:an update:A multidisciplinary consensus statement on behalf of the Association of Anaesthetists,Centre for Perioperative Care,Federation of Surgical Specialty Associations,Royal College of Anaesthetists,Royal College of Surgeons of England[J]. Anaesthesia,2022,77(5):580-587.

[35]张小宁,蒋雪.WHO《新型冠状病毒感染暴发时社区、家庭和医疗卫生机构照护中口罩的使用指南》解读[J].中国感染控制杂志,2020,19(3):281-283.

[36]彭倩,李仕晟,彭霞,等.新型冠状病毒肺炎疫情下气道改道患者的气道防护措施[J].中国耳鼻喉颅底外科杂志,2020,26(1):14-17.

[37]侯颜佳,杨雄涛,唐媛,等.疫情防控常态化背景下喉癌术后气管切开患者居家护理管理策略的建立及实施[J].卫生职业教育,2022,40(23):152-154.

[38]中华人民共和国卫生部,中国国家标准化管理委员会.含氯消毒剂卫生要求[M].北京:中国标准出版社,2018.

[39]王卫庆,沈力韵,刘建民,等.新型冠状病毒肺炎疫情下甲状腺功能亢进症和甲状腺功能减退症管理专家建议[J].诊断学理论与实践,2022,21(2):128-129.

[40]田文,郗洪庆,万政.疫情防控常态化下甲状腺癌的诊治策略思考[J].中国研究型医院,2021,8(1):61-63.

[41]孙惠川,杨欣荣,颜志平,等.新型冠状病毒肺炎疫情期间

肝癌患者全程管理专家指导意见[J].中华消化外科杂志,2022,21(5):557-563.

[42]中国医师协会,中国研究型医院学会肝胆胰外科专业委员会.新型冠状病毒肺炎疫情下肝胆胰肿瘤诊治的中国专家共识[J].中华消化外科杂志,2020,19:E012.

[43]DUFOUR J F,MARJOT T,BECCHETTI C,et al.COVID-19 and liver disease[J].Gut,2022,71(11):2350-2362.

[44]HAMID S,CHEN T,BURAK K W,et al.WGO Guidance for the Care of Patients With COVID-19 and Liver Disease[J].J Clin Gastroenterol,2021,55(1):1-11.

[45]CURIGLIANO G,CARDOSO M J,POORTMANS P,et al.Recommendations for triage,prioritization and treatment of breast cancer patients during the COVID-19 pandemic[J].Breast,2020,52:8-16.

[46]SANFORD R A,LEI X,BARCENAS C H,et al.Impact of Time from Completion of Neoadjuvant Chemotherapy to Surgery on Survival Outcomes in Breast Cancer Patients[J].Ann Surg Oncol,2016,23(5):1515-1521.

[47]SINGER P,BLASER A R,BERGER M M,et al.ESPEN guideline on clinical nutrition in the intensive care unit[J].Clinical Nutrition,2019,38(1):48-79.

[48]中华医学会肠外肠内营养学分会.鱼油脂肪乳剂临床应用国专家共识(2022版)[J].中华消化外科杂志,2022,21(10):1313-1325.

[49]张家瑛,邵春海,杨嘉红,等.新型冠状病毒肺炎危重症患者营养治疗专家建议[J].中国临床医学,2020,27(2):167-174.

[50]刘娇,陈尔真,王洪亮,等.重症新型冠状病毒肺炎患者营养支持治疗的专家建议[J].中华重症医学电子杂志(网络版),2020,6(1):19-21.

[51]余震,余鼎业.新型冠状病毒肺炎重症病人的肠外肠内营养治疗专家建议[J].外科理论与实践,2020,25(1):35-39.

[52]亚洲急危重症协会中国腹腔重症协作组.重症病人胃肠功能障碍肠内营养专家共识(2021版)[J].中华消化外科杂志,2021,20(11):1123-1136.

[53]中华医学会重症医学分会,中国医师协会重症医学医师分会,中国病理生理学会危重病医学专业委员会.重症新型冠状病毒肺炎管理专家推荐意见[J].中华重症医学电子杂志(网络版),2020,6(1):1-11.

[54]BARAZZONI R,BISCHOFF S C,BREDA J,et al.ESPEN expert statements and practical guidance for nutritional management of individuals with SARS-CoV-2 infection[J]. Clinical Nutrition,2020,39(6):1631-1638.

[55]国家卫生健康委.《新型冠状病毒感染的肺炎防治营养膳食指导》节选[J].保健与生活,2020,4:40.

[56]中国营养学会.中国居民膳食指南(2022)[M].北京:人民卫生出版社,2022.

[57]北京大学肿瘤医院新型冠状病毒疫情防控领导小组,季加孚.北京大学肿瘤医院关于新型冠状病毒疫情期间肿瘤诊治的建议[J].北京大学学报(医学版),2020,52(2):199-203.

[58]中华医学会肠外肠内营养学分会.肿瘤患者营养支持指南[J].中华外科杂志,2017,55(11):801-829.

[59]GAROFOLO A,QIAO L,MAIA-LEMOS P D S.Approach to

Nutrition in Cancer Patients in the Context of the Coronavirus Disease 2019(COVID-19)Pandemic:Perspectives[J].Nutrition and cancer,2021,73(8):1293-1301.

[60]FIACCADORI E,SABATINO A,BARAZZONI R,et al. ESPEN guideline on clinical nutrition in hospitalized patients with acute or chronic kidney disease[J].Clinical Nutrition,2021,40(4):1644-1668.

[61]中国医师协会呼吸医师分会危重症专业委员会.中国呼吸危重症患者营养支持治疗专家共识[J].中华医学杂志,2020,100(8):573-585.

[62]余张萍,熊竹娟,陈伟.添加鱼油的肠内营养制剂在重症患者应用的安全性和临床效益[J].临床药物治疗杂志,2019,17(4):38-42.

[63]朱明炜,杨桦,陈伟,等.静脉用丙氨酰-谷氨酰胺双肽临床应用专家共识(2021)[J].中华临床营养杂志,2021,29(4):193-200.

[64]中华医学会麻醉学分会气道管理学组.新型冠状病毒肺炎危重型患者气管插管术的专家建议(1.0版)[J].中华麻醉学杂志,2020,40(3):287-290.

[65]JOFFE A M,AZIZ M F,POSNER K L,et al.Management of Difficult Tracheal Intubation:A Closed Claims Analysis[J]. Anesthesiology,2019,131:818-829.

[66]APFELBAUM J L,HAGBERG C A,CONNIS R T,et al.2022 American Society of Anesthesiologists practice guidelines for management of the difficult airway[J]. Anesthesiology,2022,136(1):31-81.

[67]WONG D J N,EL-BOGHDADLY K,OWEN R,et al.Emergency

airway management in patients with COVID-19:a prospective international multicenter cohort study[J]. Anesthesiology,2021,135(2):292-303.

[68]BROWER R G,LANKEN P N,MACLNTYRE N,et al.Higher versus lower positive end-expiratory pressures in patients with the acute respiratory distress syndrome[J].N Engl J Med,2004,351(4):327-336.

[69]MEADE M O,COOK D J,GUYATT G H.Ventilation strategy using low tidal volumes,recruitment maneuvers,and high positive end-expiratory pressure for acute lung injury and acute respiratory distress syndrome:a randomized controlled trial[J].JAMA,2008,299:637-645.

[70]LEATHERMAN J W,PREKKER M E,KUMMER R L,et al.Ventilatory Parameters Measured After One Week of Mechanical Ventilation and Survival in COVID-19–Related ARDS[J].Respiratory Care,2023,68(1):44-51.

[71]FRALICK M,COLACCI M,MUNSHI L,et al.Prone positioning of patients with moderate hypoxaemia due to covid-19:multicentre pragmatic randomised trial (COVID-PRONE) [J].BMJ,2022,376:1-8.

[72]CAMPOROTA L,SANDERSON B,CHIUMELLO D,et al.Prone position in COVID-19 and-COVID-19 acute respiratory distress syndrome:an international multicenter observational comparative study[J].Critical Care Medicine,2022,50(4):633-643.

[73]NIJBROEK S G L H,HOL L,IVANOV D,et al.Low tidal

volume ventilation is associated with mortality in COVID-19 patients—Insights from the PRoVENT-COVID study[J].Journal of critical care,2022,70:1-16.

[74]SULLIVAN Z P,ZAZZERON L,BERRA L,et al.Noninvasive respiratory support for COVID-19 patients:when,for whom,and how?[J].Journal of intensive care,2022,10(1):1-10.

[75]李阳,李占飞,毛庆祥,等.COVID-19疫情期间严重创伤紧急手术及感染防护专家共识[J].中华创伤杂志,2020,36(2):1-7.

[76]GATTINONI L,GATTARELLO S,STEINBERG I,et al.COVID-19 pneumonia:pathophysiology and management[J].Eur Respir Rev,2021,30(162):1-13.

[77]COOK TM,HARROP-GRIFFITHS W.Kicking on while it's still kicking off - getting surgery and anaesthesia restarted after COVID-19[J].Anaesthesia,2020,75(10):1273-1277.

[78]王勇,庄旭辉,王姝晨,等.气道管理的研究进展[J].临床麻醉学杂志,2022,38(1):92-95.

[79]中华医学会麻醉学分会老年人麻醉与围手术期管理学组,国家老年疾病临床医学研究中心,国家老年麻醉联盟.中国老年患者围手术期麻醉管理指导意见(2020版)(二)[J].中华医学杂志,2020,100(33):2565-2578.

[80]中华医学会麻醉学分会"围手术期肺保护性通气策略临床应用专家共识"工作小组.围手术期肺保护性通气策略临床应用专家共识[J].中华麻醉学杂志,2020,40(5):513-519.

[81]解小丽,林永健,李斌飞,等.新型冠状病毒感染相关疼痛[J].中国疼痛医学杂志,2022,28(10):733-738.

[82]张义丹,林彩虹,赵留杰,等.疼痛:COVID-19感染的难题之一

[J].中国疼痛医学杂志,2020,26(8):565-570.

[83]魏竞竞,梁晓,付国静,等.全球药物治疗成人偏头痛指南的系统评价[J].中国循证医学杂志,2020,20(11):1316-1325.

[84]JIN Y,JI W,YANG H,et al.Endothelial activation and dysfunction in COVID-19:from basic mechanisms to potential therapeutic approaches[J].Signal Transduct Target Ther,2020,5(1):293.

[85]ZHONG Z,LI H,ZHU J,et al.Clinical characteristics of 2,459 severe or critically ill COVID-19 patients:A meta analysis[J]. Medicine (Baltimore),2021,100(5):1-11.

[86]俞荣,马欢欢,邓小博,等.新型冠状病毒感染对肿瘤治疗的影响[J].中国肿瘤临床,2022,49(8):411-416.

[87]谭艳,李金花,李旭英,等.规范化癌痛管理模式下住院肿瘤患者疼痛现状调查[J].肿瘤药学,2020,10(5):627-630,640.

[88]中国抗癌协会癌症康复与姑息治疗专业委员会(CRPC)难治性癌痛学组.难治性癌痛专家共识(2017年版)[J].中国肿瘤临床,2017,44(16):787-793.

[89]王永,钱晓焱,刘颖,等.病人静脉自控镇痛治疗难治性癌痛的可行性:一项回顾性分析[J].中国疼痛医学杂志,2022,28(7):549-554.

[90]陆汉荣,何伟森,李志坚,等.超声辅助腹腔神经丛毁损术治疗晚期上腹部癌痛的临床研究[J].中国疼痛医学杂志,2022,28(6):471-473.

[91]王昆.应重视骨转移癌痛的治疗[J].中国疼痛医学杂志,2011,17(12):705.

[92]张鸣,刘波.难治性癌痛的诊疗进展[J].中华肿瘤防治杂

志,2018,25(21):1536-1540.

[93]STEARNS L M,ABD-ELSAYED A,PERRUCHOUD C,et al.Intrathecal Drug Delivery Systems for Cancer Pain:An Analysis of a Prospective,Multicenter Product Surveillance Registry[J].Anesth Analg,2020,130(2):289-297.

[94]TIAN J,YUAN X,XIAO J,et al.Clinical characteristics and risk factors associated with COVID-19 disease severity in patients with cancer in Wuhan,China:a multicentre,etrospective,cohort study[J].Lancet Oncol,2020,21(7):893-903.

[95]DIAO B,WANG C H,TAN Y J,et al.Reduction and Functional Exhaustion of T Cells in Patients With Coronavirus Disease 2019 (COVID-19)[J].Front Immunol,2020,11:827.

[96]RICHARDSON P,GRIFFIN I,TUCKER C,et al.Baricitinib as potential treatment for 2019-nCoV acute respiratory disease[J].Lancet,2020,395(10223):e30-e31.

[97]STEBBING J,PHELAN A,GRIFFIN I,et al.COVID-19:combining antiviral and anti-inflammatory treatments[J].Lancet Infect Dis,2020,20(4):400–402.

[98]ZHENG M,GAO Y,WANG G,et al.Functional exhaustion of antiviral lymphocytes in COVID-19 patients[J].Cell Mol Immunol,2020,17(5):533–535.

[99]YE Q,WANG B L,MAO J H.The pathogenesis and treatment of the `Cytokine Storm' in COVID-19[J].J Infect,2020,80(6):607-613.

[100]COPAESCU A,SMIBERT O,GIBSON A,et al.The role of IL-6 and other mediators in the cytokine storm

associated with SARS-CoV-2 infection[J].J Allergy Clin Immunol,2020,146(3):518-534.

[101]MEHANDRU S,MERAD M.Pathological sequelae of longhaul COVID[J].Nat Immunol,2022,23(2):194-202.

[102]RAMAN B,BLUEMKE D A,LUSCHER T F,et al.Long COVID:post-acute sequelae of COVID-19 with a cardiovascular focus[J].Eur Heart J,2022,43(11):1157-1172.

[103]WILLSCHER E,PASCHOLD L,GOTTSCHICK C,et al.The IL-1 β ,IL-6,and TNF cytokine triad is associated with post-acute sequelae of COVID-19[J].Cell Rep Med,2022,3(6):1-16.

[104]KUMAR M,MAZUR S,ORK B L,et al.Inactivation and safety testing of Middle East Respiratory Syndrome Coronavirus[J].J Virol Methods,2015,223:13-18.

[105]HENWOOD A F.Coronavirus disinf e c tion in histopathology[J].J Histotechnol,2020,43(2):102-104.

[106]任家材,严丹丹,阎红琳,等.新型冠状病毒感染患者病理标本处理和取材的问题及对策[J].临床与实验病理学杂志,2020,36(4):478-480.

[107]广东省临床病理质量控制中心,广东省医学会.新型冠状病毒肺炎疫情期间病理科防控指引(第一版)[J].广东医学,2020,41(24):2485-2489.

[108]中国研究型医院学会呼吸病学专业委员会,北京中西医结合学会呼吸病分会.新型冠状病毒感染引起的肺间质病变诊断和治疗专家建议[J].中华结核和呼吸杂志,2020,43(10):827-833.

[109]FLAIFEL A,KWOK B,KO J ,et al.Pulmonary Pathology

of End-Stage COVID-19 Disease in Explanted Lungs and Outcomes After Lung Transplantation[J].Am J Clin Pathol,2022,157(6):908-926.

[110]NICHOLSON A G,OSBORN M,DEVARAJ A,et al.COVID-19 related lung pathology:old patterns in new clothing?[J]. Histopathology,2020,77(2):169-172.

[111]PASSARO A,BESTVINA C,VELEZ M,et al.Severity of COVID-19 in patients with lung cancer:evidence and challenges[J].J Immunother Cancer,2021,9(3):1-10.

[112]TIAN S,HU W,NIU L,et al.Pulmonary Pathology of Early-Phase 2019 Novel Coronavirus (COVID-19) Pneumonia in Two Patients With Lung Cancer[J].J Thorac Oncol,2020,15(5):700-704.

[113]SU S,SHEN J,ZHU L R,et al.Involvement of digestive system in COVID-19:manifestations,pathology,man agement and challenges[J].Therapeutic Advances in Gastroenterology,2020,13:1-12.

[114]XIAO F,TANG M W,ZHENG X B,et al.Evidence for Gastrointestinal Infection of SARS-CoV- 2 [J]. Gastroenterology,2020,158 (6):1831-1833.

[115]DING Y,WANG H,SHEN H,et al.The clinical pathology of severe acute respiratory syndrome (SARS):a report from China[J].J Pathol,2003,200(3):282-289.

[116]HE L,DING Y,ZHANG Q,et al.Expression of elevated levels of pro-inflammatory cytokines in SARS-CoV-infected ACE2[+]cells in SARS patients:relation to

the acute lung injury and pathogenesis of SARS[J].J Pathol,2006,210(3):288-297.

[117]SOLOMON I H,NORMANDIN E,BHATTACHARYYA S,et al.Neuropathological Features of Covid-19[J].N Engl J Med,2020,383(10):989-992.

[118]STEIN S R,RAMELLI S C,GRAZIOLI A,et al.SARS-CoV-2 infection and persistence in the human body and brain at autopsy[J].Nature,2022,612(7941):758-763.

[119]KOEHLER V F,KNOSEL T,HASMANN S E,et al.Thyroidal ACE2 protein expression and thyroid function tests in patients with COVID-19:results from a retrospective case series and a prospective cohort study[J].Thyroid,2023,33(2):177-185.

[120]YANG Q,Liu Q,Xu H B,et al.Imaging of Coronavirus Disease 2019:A Chinese Expert Consensus Statement[J].European Journal of Radiology,2020,127:1-7.

[121]LI X H,WANG H T,ZHAO R,et al.Elevated Extracellular Volume Fraction and Reduced Global Longitudinal Strains in Participants Recovered from COVID-19 without Clinical Cardiac Findings[J].Radiology,2021,299(2):E230-E240.

[122]DUMOULIN D W,GIETEMA H A,PAATS M S,et al.Differentiation of COVID-19 Pneumonitis and ICI Induced Pneumonitis[J].Frontiers in Oncology,2020,10:1-8.

[123]BALDASSARRE L A,YANG E H,CHENG R K,et al.Cardiovascular Care of the Oncology Patient During COVID-19:An Expert Consensus Document From the ACC Cardio-Oncology and

Imaging Councils[J].J Natl Cancer Inst,2021,113(5):513-522.

[124]国家卫生健康委能力建设和继续教育中心,中国医学装备学会超声装备技术委员会战创伤和急重症超声专业委员会,中国医学装备学会超声装备技术委员会远程及移动超声专业委员会.新型冠状病毒肺炎重症超声应用专家共识(战时应急稿)[J].中国急救医学,2020,40(3):185-195.

[125]国家超声医学质量控制中心,中华医学会超声医学分会.超声医学科新型冠状病毒感染防控专家共识[J].中华医学超声杂志(电子版),220,17(3):201-207.

[126]王臻.多器官床旁及时超声在新型冠状病毒肺炎中的应用:专家共识[J].中国呼吸与危重监护杂志,2021,20(2):77-84.

[127]张丽娜,尹万红,何伟.基于重症超声的重型新型冠状病毒肺炎救治建议[J].中华内科杂志,2020,59(9):677-688.

[128]孙安毅,吕国荣,张颖,等.改良肺部超声检查法对新型冠状病毒肺炎痊愈患者肺部损害的随访评估[J].中华超声影像学杂志,2021,30(5):392-396.

[129]冼建忠,卢昊柱,李睿卓,等.超声评估新型冠状病毒肺炎病情严重程度的临床价值[J].中华超声影像学杂志,2020,29(7):559-563.

[130]李敏,王小亭,许镜清,等.重症超声导向的新型冠状病毒肺炎管理策略[J].中华内科杂志,2020,59(9):673-676.

[131]中华医学会超声医学分会,中华医学会呼吸病学分会,中华医学会心血管病学分会心血管病影像学组,等.新型冠状病毒肺炎肺部超声检查及远程诊断实施方案(第一版)[J].中华超声影像学杂志,2020,29(2):93-103.

[132]江思维,高虹,吴林,等.新型冠状病毒肺炎危重型患者临床特征变化及心肺病理改变[J].中华心血管病杂志,2020,48(7):580-586.

[133]陈乐高,黄海军,洪军,等.31例新型冠状病毒肺炎患者的静脉血栓栓塞症预防策略研究[J].中华普通外科杂志,2020,35(9):694-697.

[134]王浩,邓倾,张瑶,等.COVID-19患者超声心动图表现及临床特点[J].武汉大学学报(医学版),2021,42(6):872-877.

[135]王熙,李渊,宋建平,等.超声心动图及其多参数评分在重症病毒性心肌炎诊疗中的价值[J].中国循证心血管医学杂志,2021,13(3):342-345.

[136]潘赐明,姜楠,刘宗霨,等.全国新型冠状病毒肺炎中医防治方案解析[J].江西中医药大学学报,2022,34(6):1-4.

[137]屈杰,文颖娟,李小会,等.《伤寒论》疫病理论辨治新冠肺炎的思路述要[J].陕西中医药大学学报,2022,45(4):8-12.

[138]过建春,万海同.新型冠状病毒肺炎的中医病因病机与治则治法探讨[J].中医杂志,2020,61(13):1118-1123.

[139]梁瀚兮,张耀丹.新型冠状病毒肺炎的温病学卫气营血理论辨证思路[J].西南医科大学学报,2022,45(6):545-548.

[140]朱为坤,张喜奎.《温疫论》阳气郁滞理论及其对新型冠状病毒肺炎防治的启示[J].北京中医药大学学报,2022,45(8):775-779.

[141]于晓宇,徐一兰,李小江,等.浅析新型冠状病毒肺炎疫情下肺癌患者的中医药防控措施[J].天津中医药,2020,37(11):1213-1216.

[142]上海市老年新型冠状病毒感染中医药救治工作专家共识(第二版)[J].中医杂志,2022,63(12):1199-1200.

[143]谷晓红.中西医协同模式下的疫病康复策略:以新型冠状病毒肺炎后综合征为例[J].北京中医药大学学报,2022,45(8):757-763.

[144]陈维生,林美珍,刘杨晨,等.穴位贴敷缓解新型冠状病毒肺炎患者咳嗽、气促症状的效果观察[J].岭南急诊医学杂志,2022,27(6):569-571.

[145]杨芃.40例新型冠状病毒肺炎患者的护理[J].天津护理,2021,29(1):100-102.

[146]郑燕云,汤丰榕,陈水凤,等.新型冠状病毒肺炎患者的中医特色人文关怀[J].实用医技杂志,2021,28(2):251-252.

[147]邓建华,马雪玲,张敬,等.新型冠状病毒肺炎轻型、普通型患者中西医结合护理规范[J].中医药导报,2020,26(15):9-13.

[148]任岳波,张昕,崔延飞,等.新型冠状病毒肺炎患者中医情志护理策略[J].中华护理杂志,2020,55(z2):826-827.

[149]钱学先,蔡彦,曹苗,等.8例重型新型冠状病毒感染肺炎的护理[J].按摩与康复医学,2020,11(17):3-6.

[150]唐建华,吕俭霞,刘鑫,等.7例重症新型冠状病毒肺炎合并胃肠道功能障碍老年病人的中西医结合护理[J].全科护理,2020,18(11):1339-1341.

[151]毕媛,郭路.中西医结合治疗新型冠状病毒肺炎患者的护理[J].天津护理,2020,28(6):676-677.